思想觀念的帶動者

文化現象的觀察者

本土經驗的整理者

生命故事的關懷者

孩子，我要和你一起老去

打造愛與夢想的肯納莊園

財團法人台灣肯納自閉症基金會、張瓊齡——著

肯納園社會企業股份有限公司 KANNER VILLAGE SOCIAL ENTERPRISE——贊助出版

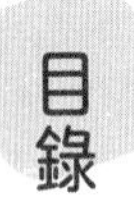

目錄

董事長的話

龍潭肯納莊園，一個生命共同體的希望工程

財團法人台灣肯納自閉症基金會董事長 彭玉燕

二十多年前花蓮肯納園首開融合居家與機構照顧的模式，在當時引起社會各界的參訪和關心。當時我之所以加入花蓮肯納園，純粹因為我生病了，不知道自己還剩下多少日子，受邀共同打造成年肯納兒的親子家園，不多想，就趕緊加入；後來花蓮肯納園必須停歇時，當下，我並沒有想再做一次同樣的事。而這次又再推動龍潭肯納莊園，是因為我明確地知道，這樣的事沒有人會先跳下來做，我只能扮演先鋒。

陪伴肯納兒和自我身心療癒的過程中，我認識了不少醫師，得到他們的協助。其中王浩威醫師雖是精神科，但專長並非肯納症。我問他為何長期地支持我？他說，因為這是件應該做、但沒有人真的會跳出來做的事。他從二〇〇四年肯納基

金會成立後，就擔任基金會董事，當我確定要打造肯納莊園時，雖然他沒有需求，卻在第一時間加入成為住戶。

另外，還有林亮吟醫師，她的診所曾經在我們和平小作所的二樓，期間提供我們肯納星兒生活及醫療上諸多的協助，更對肯納莊園的推動方向多所建言。除此，宋家瑩、余開顏兩位家長，她們本身也是醫師，知道自己孩子的特別需求，她們都沒等孩子成年就雙雙加入。當然，還有很多相同需求的肯納家長（見文末圖），他們都以堅持不怠的實際行動參與莊園，這些都匯集成一股正向的力量，一路陪伴著我，讓我不孤單，也有持續前進的勇氣。

當年花蓮肯納園的動心起念，只是想找個地方，邀集幾個家庭一起蓋房造家，再把孩子安置在一起，互相支持照顧彼此的孩子，盡可能讓孩子們過得快樂、有幸福感；花蓮肯納園沒能夠持續經營，是遇到了一些困境。家長們的初心和夢想沒有錯，身為家長，不過就是抱著一份對子女的愛去努力、去嘗試，雖然沒能成功相互作伴直到老去，但是回頭來想，愛，哪有什麼失敗好說？更重要的是，花蓮肯納園沒有範例可循，照顧的沙盤推演也沒有考慮到「假若家長都走了，那孩子要怎麼辦？」我也是在這個問句的情境感受中，自勉奮力捲袖前進，更促使我們決定成立肯納基金會。

肯納園從花蓮搬回臺北後，基金會陸續承辦雙北市六個小作所，基金會的服務能量也從花蓮時期服務十多個家庭，擴大到一百二十多個家庭，小作所裡的肯納症學員，佔了七〇%左右，形成以服務肯納症者為主要對象的專業照顧。這樣的形象讓地方政府多次邀約我們承辦小作所或其他業務，但承辦小作所僅能滿足肯納家庭階段性的需求，對於已經老化的家長與進入中年的肯納兒，基金會的終極的服務目標為何？這才是我念茲在茲的課題。

於是我開始為雙老家園尋覓合適的地點，但仍然沒有下定決心，因為這事太困難了。尋找的同時，我抱著學習的心態，順道參訪各地社福機構，也會出國看看。但每當我設想要把孩子放進任何一個機構時，一種不安的心情就油然而生，也徹底看清楚，我完全沒有可能把孩子單獨放在機構裡。

有了桃園龍潭這塊土地，我才下定決心，我相信參與肯納莊園的家長也有相同的省悟：我們的肯納兒，無論物質條件如何，只有在和家長同在的環境中才會有幸福快樂及安全感；身為家長的我們，只有把孩子安頓好，讓孩子的幸福感延長到最後一刻，才會有心安可言。

打造肯納莊園，固然要有志同道合的夥伴，我更不斷地傳達這樣的信念：這不是房屋建案，不只是為孩子或自己尋找一個有福利設施的安置和養老處所，而是透過打造家園的過程，最終，我們也將成為一個共居相伴的生命共同體、休戚與共的互助社區。這是個生命共同體的希望工程，會隨著莊園的落成與入住，一直在我們這裡發酵和生生不息。如果現今沒有任何一種組織運作可引為參考，那麼大家就共同創造出適合我們的美好動人生活。

肯納莊園促成原本各自孤軍奮鬥的我們共居共創，這可能是全國或全世界第一個案例，二〇二一年八月會有第一批家庭入住，社福園區也在建設開展中，希望這個努力的歷程對肯納或身障家庭有所啟迪，期盼這個經驗能夠激勵出更多不同的照顧方案。願我們莫忘照顧初衷，堅持築夢，關鍵處願意放下小我的執念，共同追求大愛的永恆價值。

出的肯納大家庭

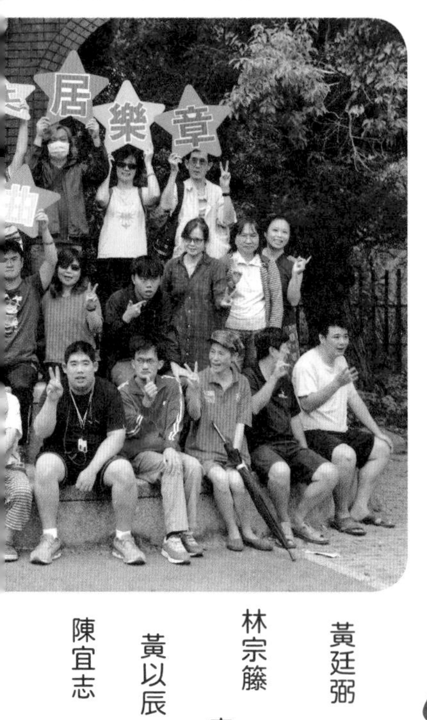

豐德媽 張力萬 鄭鈞文 陳鎮宇 古源正 帥帥 妞媽 尤善芬 彭玉燕 柏成 妞哥 潘宗揚 張吉爾 王松洲 王子云 柏成媽 柏成爸 鍾琴 妞妞

陳宜志 黃以辰 林宗籐 黃廷弼 豐德爸 宏瑋爸 詹文玲 宏瑋媽 詹大均 吳美娥 宏瑋 柯菲蘭

一起為肯納兒付

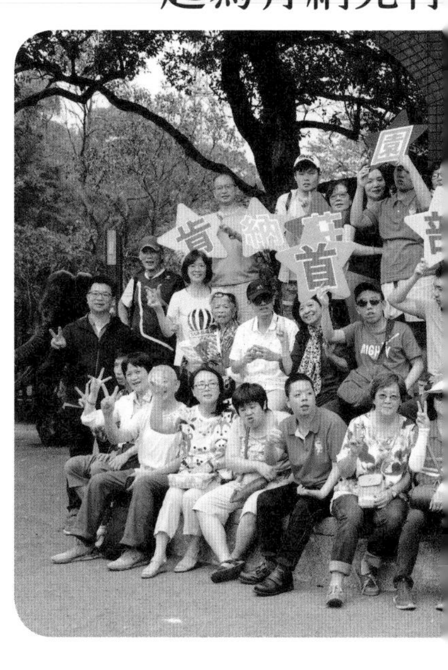

明叡爸 趙建安 趙彥溥 維維爸 維維媽 明叡 方守仁 維維 弘弘 方子瑞 弘弘媽 小冠媽 小冠爸 小冠 凱翔爸 凱翔媽 李秀玉 高濱千壽子 凱翔 弘弘爸

王建華 林子修 余開顏 游淑華(帥媽) 王逸軒 豐德 陳金燕 傅公良 傅凱風 襄媽 陳麗玲 襄襄 明叡媽 宋和業 希儒爸 宋昱德 希儒 希儒媽

推薦序1

肯納，信任和勇氣打造出來的夢想村莊！

精神科醫師、作家 王浩威

我自己雖然擁有兒童精神科專科醫師的執照，算是臺灣第一批本土訓練出來的兒童精神科專科醫師之一，也就是一九八〇年或八一年左右，宋維村教授開始主持的兒童精神醫學次專科培訓的成員之一；卻沒有像同一期的成員，包括吳佑佑、張學岺、林亮吟、王怡靜、王雅琴等等，一直堅守在兒童精神醫學的領域。

一九八〇年到一九八四年我在花蓮的某個醫學中心工作，當時東臺灣（臺東、花蓮、還有雪隧還沒打通以前的宜蘭）好像只有八、九個精神科醫師。而接受過（不完整的）兒童精神醫學訓練的，除了在羅東的王怡靜，好像就只有我了。也因為如此，當時全國兒童身心障礙普查也好，兒童福利法通過以後相關的問題處理也好，或者是省政府中學輔導網絡，只要是與兒童或青少年有關的，我都要硬著頭皮上陣。也是因為如此，我的老師宋維村教授才要我每個禮拜回臺北接受有系統的訓練。

當時雖然參與了這些兒童心理的相關工作，在門診也有兒童青少年心理專門門診，也負責東部地區初步篩檢普查出來的疑似自閉症兒童（其中有很多只是選擇性緘默症），但真正自閉症相關的診斷和處理，其實是相當少的。也因為如此，後來能夠和肯納基金會結下這麼深遠的緣分，其實回想起來是相當不可思議的。

我自己離開花蓮以後，二〇〇三年，肯納園在花蓮壽豐鄉成立了，這是四個肯納家庭、臺大醫院兒心中心資深治療師詹和悅，以及退休的楊思根教授，一起開始的一個夢幻般的計畫。詹老師是我在臺大兒心日間留院受訓時的老師之一，而我在臺北因緣際會所認識幾個肯納家長，則包括李幼珍女士介紹的彭玉燕董事長。當時，因為花蓮還有很多繼續合作的夥伴和社區工作，我也就經常回去花蓮，自然就會去壽豐的肯納園走一走，也因此和他們一直保持著聯絡，包括陪伴當時在密西根大學還沒退休的蔡逸周教授夫婦，一起去參觀等等。在這個過程裡，陸陸續續地，也開始聽到許多完全沒辦法事先預料到的困難。

現在回想起來，花蓮肯納園等於是一次先期的嘗試性實驗。當時，我也逐漸進入中年，成為一位稍微有經驗的精神科醫師，也就越來越感覺到許多身心障礙孩子的問題，根本不是幾位厲害的專業人員或一間傑出的機構就可以解決的。同樣的，有著完全願意付出的父母或家庭，甚至就算富可敵國的家庭，還是沒辦法解決自閉症孩子的所有問題，包括從小時候的成長到一般人年長後的善終。

這時候，因為一直在一起的緣故，也開始和肯納園或肯納基金會先期的家長們，開始去研究和參觀其他先進國家是如何面對肯納孩子長大離開學校以後的許多問題。我們很驚訝地發現，在日本並沒有這樣的民間組織，更沒有官方有系統的資源提供；我們也發現，在美國這樣的組織是以民間為主，然而真正能夠將成功的模式維持一定持續性的，而且真正尊重這些肯納人基本的尊嚴，其實是找不到的。至於在北歐或荷蘭、比利時等地方，也許有一些還不錯的例子，但是他們的肯納人是十八歲以後就完全由國家來負責，並沒有像臺灣這樣，父母不能分離也不可以分離的情形，所以處理起來就完全不一樣了。

在亞洲的國家裡，親情是一輩子的關係，這不只是產生了不同的文化面貌，也影響了不同的精神病理所形塑出來的樣貌。當然，這也就是為什麼許多西方的福利制度，搬到了包括臺灣在內的亞洲國家，往往都變得窒礙難行。

在觀察花蓮肯納園的經驗裡，以及跟這些家長的相處的過程中，我慢慢有了三個想法：首先，病人不是只有病，還有更長遠也更普及的「人」的問題，而專家只有在面對「病」的時候才是專家，最基本的人的生活卻往往都沒有看到；其次，所謂身心障礙這樣的生命的特殊困境，往往不是幾個專家或父母自己就可以支持一輩子的，而是需要一個村，需要建立起一整座的村莊，才能夠真正有機會完成的；第三，雖然有了可能成功的計畫，但對於完全創新的新途徑，特別是在這個地球上每一個國家都沒有看到的嶄新方式，是很難去說服臺灣這個島嶼上沒有同樣貼身經驗的人們，不論是熱心社會公益的中產階級或有錢人，還是永遠設想不夠周到而創意也不足的國家機器。只有真正去做，只有在錯誤中慢慢摸索前進，讓想法變成了具體而看得見的模樣，別人才有可能相信的。因此找到可以解決問題的夢想計畫是要靠自己的雙手和血汗慢慢去完成、沒有其他的人會幫你打造的。

所以，當彭玉燕女士詢問我的意見的時候，我對這種近乎建村的雙老家園概念，當然是舉雙手贊成的。「所有的孩子都是整個村莊一起撫養長大的」（It takes a village.），這是希拉蕊還是柯林頓總統夫人時常常提的話（也用這個當書名寫的一本書），據說是來自非州某些不同部落的諺語；同樣的，在面對現代社會許多新的問題時，往往也是要 takes a village（有一座村莊一起來努力）。譬如臺灣目前面臨年齡老化的社會，共老家園或共老社區的提出，就一樣是「一座村莊一起來努力」的理念。而，如果連中產階級的養老，都必須要打造一整個村莊了，就更不用提這些肯納家庭了。

肯納雙老家園的宗旨也是這樣，當肯納兒的父母逐漸老去，這樣的養老村是需要大量人力的；在這個家園裡，不容易被社會接受的肯納兒，就有了勞動的機會，有了因為勞動成就而有尊嚴的機會。除了養老村，還有各種作業所和社區住家中心。自閉症或肯納症的其中一個特色就是固著性。肯納兒的生命，他們的情緒，他們的心理，他們的生活狀態，是和整個環境百分之百結合成為一體的。然而，一個環境的熟悉感一旦被破壞了或改變了，整個人也就失去了原來的穩定情緒。如果肯納兒在父母的陪同下，逐漸熟悉的這個村莊，逐漸成為村莊一起工作的一員，也會逐漸習慣住在單人的住家中心；這時候，如果有一天父母往生了，他還是有一個他所熟悉的村莊以及一群互相熟悉的村民，這樣的環境也許可以穩定住失去了父母的他，包括他的生命和他的情緒，自然也就可以穩定了他的心理健康，而不至於整個人又要因為環境的改變而崩潰，然後被送到慢性療養院，從此再也出不來了。同樣的，當肯納兒的父母走了以後，這個家可以轉手給下一個肯納家庭，讓年齡適當而必須做同樣安排的肯納家庭也有加入的機會，同時這筆轉讓的經費就可以成為肯納兒以後生活的信託基金，這也讓不得不到天上的父母，臨終前不用再有任何擔心了。

當然，龍潭的肯納雙老家園並不是完美的。就像壽豐的肯納園是龍潭肯納雙老家園的前期實驗，肯納雙老家園也將是未來在這個世界上某一個角落裡一個村莊的先驅實驗。而美好的世界，也必然是這樣一步一步走出來的，不是嗎？

只是，在現實的過程當中，這個夢想的過程裡有太多不可預期的變數了。譬如，我曾經邀請淡江建築系劉欣蓉教授來幫忙，而她也十分熱情和慷慨地願意擔任義工，希望能夠讓這個即將形成的社區，不論在空間上或者是人的關係上，可以在前期做更多努力，讓將來的成功更有保障，讓整個品質可以有最大的提升。在我單純的想法裡認為，如果肯納雙老家園的計畫過程可以將很多的細節加進來，以後成功的機會會更大，複製起來也會更容易。而這些細節，包括建築上應該招國際標，讓肯納雙老家園從籌備就開始有一定的知名度，這樣以後在龍潭的孩子們，就會有更多的機會接觸到聞名而來的一般民眾；也包括在建築上創造更多的社區互動空間，讓每個家庭都可以走出自己的屋間，增加更多的互動與交流。

然而，現實的世界裡，是這些肯納父母已經苦撐了許多年了。每隔一陣子就聽到有某位家長心臟出了問題，或者某位得了癌症。許多陳義甚高的理念，終究還是要配合現實的條件來執行。

肯納雙老家園整個看得見和看不見的工程，相當地困難和複雜，是很難複製的。但其中有一個促成大家一直一起努力下去的因素，就是董事長彭玉燕女士這樣一個人。

認識她將近二十年以來，聽她陸陸續續說了許多個人生命的故事，從楊梅到巴西再回到臺北，整個生命跌宕起伏的各種讓人驚險和扼腕的情節，其實是值得魏德聖這樣的導演再去拍一次三部曲的。整個肯納雙老家園在理想和現實的拉扯之間，在幾十個家庭從陌生到熟悉到必須要彼此信任的過程當中，從完全不可能到如今開始有了具體的樣貌，如果沒有彭玉燕女士這位客家女子，沒有她身上所具有的不可思議的毅力和柔軟，我敢說是完全不可能的。

這兩種極為不同的特質，甚至可以說是彼此矛盾的元素，就這樣展現在這樣一位看起來極其平衡的肯納媽媽身上。而這些年來我自己更投入於榮格的心理學理論，也越來越明白：只有事物兩邊的對立面能夠完成結合，才有了提升到下一個境界的可能性。

當然，肯納雙老家園不可能只靠彭玉燕一個人，還有許許多多的肯納家長默默的奉獻，特別是他們敢將整個家庭的未來，投擲在這個完全還沒看見的村莊上，這樣的信任是需要多麼大的勇氣呀！這樣的信任，以及五六十個家庭都敢彼此信任彼此的勇氣，才有可能打造出來這樣的夢幻家園。

而我在這裡只是一個單純的參與者，精神科醫師的頭銜用不上，兒童精神科醫師也同樣用不上，頂多只是單純的見證者，見證著在過去臺灣沒有過的新的嘗試和新的勇氣，這真的是歷史的一刻！而這樣的見證本身，是一件多麼讓人感到驕傲的事情！

疫情以前，週末突來的閒暇，和朋友一起驅車又到了即將落成的肯納雙老家園，以及綠意盎然而廣大的有機農場。真的實在很難想像，這樣一個夢，超過十五年以上的努力，竟然開始有一個基本的雛形了。

肯納雙老家園將不只是臺灣歷史的一個新的里程碑，也是人類歷史上重新又學習互助和信任一次重要的具體行動。

推薦序2

人生有夢，築夢踏實

萬芳醫院神經內科主任
宋家瑩

身障者的父母在孩子成年之後，面對自己的體力衰退，首要擔心的就是照顧棒子的承接。倘若有一個安全開闊包容的空間，這些孩子不必學習適應多變的社會，想自己出門走走，想大聲唱歌，想狂奔一下都可以，該有多好！我們夢想著能有這樣一個烏托邦，即使老了、累了，也沒關係，只要有一群相同境遇的家庭，一起照顧孩子、一起終老，人生也不那麼難了吧。這看似小小的夢想，是需要大大勇氣去實現的。

「我們就來創一個家園吧！」彭董事長玉燕這麼想。二十年前四位家長勇氣十足地開墾了第一代「肯納園」，卻在當時法規的限制下，讓花蓮壽豐的肯納園必須轉型。但這挫折澆熄不了家長對孩子的愛。擦乾眼淚之後，彭玉燕參觀了日本的櫸木園身障者設施、參考歐洲德國居家照顧模式，並與專家、學者腦力激盪數次，期望新家還能結合機構和居家照顧模式，最終建立了「肯納雙老家園」。她希望將社福與老宅結合，讓肯納青年在父母陪伴之下，練習集團住宿，如此孩子們進入雙老家園初期的不適應也會減到最低。

肯納族人希望透過肯納莊園這種機構結合住家的方式，提供政府社福單位一種照顧成人身障者的示範。這十多年來，肯納園不斷努力，希望能傳達對於社區力量結合政府資源來照顧這些大孩子的深切期望。這本書，記錄著肯納族人無數的挫折、努力，盼閱讀本書的你我，能給肯納雙老家園更多支持與關注。

推薦序3

面對自閉症，需要落實尊重生命、人人平等的社會制度

臺大醫院精神部兼任主治醫師 宋維村

臺大醫院從一九六八年開始診斷治療自閉症兒童。一九八四年我追蹤了五十四位曾在臺大醫院兒童日間留院部治療的自閉症青少年，追蹤時兩位已過世，訪問到的五十二位平均十六歲。分析這五十二位的綜合能力：三十一人（六〇％）歸類為不良，他們被關在家裡或療養院，無法外出活動，其中十七人完全沒有語言能力，要人全天候照顧才能生存；十四人有少數單字表達需求，可以自理部分生活，但無法在社區活動。有十六人（三一％）歸類為尚可，會用短句表達日常生活需要，也會用詞或短句回答熟悉的問題，但仍有明顯的仿說（模仿說話）、答非所問、代名詞反轉、反覆說同樣句子、怪異語言等的情況；他們在家和熟悉的環境，可以完全自理、做熟悉的事情、在社區時可以自己回家，並可以在特別安

排的熟悉環境學習，也有兩人在親人開的店幫忙一些勞力工作。只有五人（九%）可以歸類為良好，他們智能正常，上普通班到國中、高中／職、五專／大學、語言能力達可以對話的程度，但可能限於他熟悉的、有興趣的話題；他們和家人互動良好，有少數朋友，但沒有好朋友，在與人的互動中不會保護自己，容易受欺負。研究完成後有些繼續和我保持聯絡，我知道至少有兩位有穩定的工作，有兩位出國留學，其中一位可以自行搭飛機來回，生活和一般人無異。

二〇一一年蔡文哲醫師追蹤了六十一位我在一九八七至一九九五年診治過的個案，接受追蹤者平均二十四歲，分析他們的綜合能力比二十年前的個案好，能力不良的佔五〇%，能力尚可佔二五%，能力良好的佔二五%。三六%有工作經驗，以非技術性的工作為主；六二%除家人之外沒有朋友；只有一人是獨立在外自己生活，九〇%住在家裡部分獨立生活，有五位住在機構。

二〇一三年英國報告了一項研究，該研究追蹤了平均四十四歲，初診時（平均六歲多）非語文智商七十以上的六十位高功能自閉症中年人，發現八八%仍然符合自閉症診斷，平均智商八十七（五〇～一三九），和兒童期平均智商八十五（七〇～一一九）相當。這群人和自己的兒童期相比，語言能力有進步，八〇%能以自動說句子和仿說詞句溝通。

在社會適應狀況的部分，能完全獨立和半獨立的各佔十三％，住在家裡或社區家園、能部分自主活動的和完全需要照顧的各佔三七％。在工作方面，五五％未曾工作過，擔任庇護性工作或志工的有一五％，勞力工作一三％，專業／技術性工作（工程師、電腦工程師）一五％，有一人一直在念博士只有志工經驗。友誼方面，六三％從未有任何友誼關係，一五％有狹窄的共同偏好的朋友，只有九％有一個以上同齡的朋友。在親密關係方面，只有四人（七％）過去或現在有長期親密關係，七七％從未有親密關係。在綜合社會適應能力方面，兒童時期無智障的自閉症兒童，到中年時期，雖然症狀減輕，語言也進步，其社會適應力雖然少數可達到一般人的水準，但是大部分缺乏獨立生活的能力，只有不到二〇％適應良好。

從上面的資料，我們知道西元二千年之前診斷治療的典型的自閉症，從少年、青年、中年時期，約五〇～六五％綜合功能不良，需要養護，功能尚可的約二五～三〇％，功能良好的一〇～二〇％。二千年左右之後診斷的自閉症類障礙，因為定義擴大，包括語言智能沒有明顯障礙的亞斯伯格症，和症狀比較少的非典型自閉症，使得能力好症狀輕的病人增加，加上父母的敏感度增加，使診斷及早療的兒童年齡由早期的四至五歲，提前到兩至三歲，以及現在對早療的策略和技術都在進步，這些因素可能使這群病人到成年期的綜合功能進步，功能不良的減少，功能良好和尚可的增加。因此，在服務成年自閉症患者上，我們要瞭解他們的個別差異很大，也要看是那個時期診斷出有自閉症？自閉症的嚴重程度？智能程度？語言程度？接受哪種早期療育？接受的教育模式和內容？受過哪些職業準備和訓練？社會對身心障礙者的態度如何？要進入的職場中，管理人員和同事對身心障礙者的了解和態度如何？如果是要機構收容照顧，一樣要看機構性質、運作方式、服務人員的訓練、能力和態度。

綜合而言，成人自閉症者功能良好的有些可以獨立成家立業，但大部分都需要瞭解和支持的環境與親朋的協助才能養活自己。功能尚可的，離開學校之後，需要在合適的工作坊繼續培養並訓練社區生活技能、工作技能和態度、人際互動的知識技能，以及休閒活動等。有些經過培訓之後，找到支持性就業的機會，有些可能在工作坊長期培訓。功能不良而沒有嚴重情緒行為問題的，可能被工作坊接受，或是安置在小型的或大型的安置機構；有嚴重情緒行為問題的，則可能住在精神病院或關在家裡。

不管哪一種安置，大部分父母都不會放心，尤其孩子三四十歲以後，父母也逐漸步入老年，他們擔心自己不能照顧時，這些自閉症的孩子怎麼辦。這些擔心，尤其以二〇一六年幾個團體向台北市政府提出「成人自閉症安置及就業七大訴求」最為具體，而這七大訴求包括：要有適當的殘障評估辦法、適當的居住安置、改善機構行為輔導專業人力不足、全面調查成人自閉症患者的需求、建置中繼支持中心以協助有嚴重情緒行為問題者、推動自閉症雙老家園，及具體有效改善自閉症者就業輔導措施。

這幾年也有幾個團體多次向衛福部陳情，尤其是要心口司積極處理有嚴重情緒行為問題者，顯示這些問題的普遍性和嚴重性。雖然看到各縣市都有一些進展，但進展緩慢，譬如衛福部心口司在每個健保區補助一家醫院設立「嚴重情緒行為身心障礙者就醫障礙改善計畫」，但醫院設立的意願不高，因為處理行為情緒問題的技能尚需加強，加上服務的能量不足，譬如地形狹長多山的花東。一直到二〇二〇年，國軍花蓮醫院才投標這個計畫，不知道三百公里外的台東要到何時才能得到服務。

父母最了解自己孩子的需要，他們看著孩子一天天長大成人，年紀逐漸增加、變老，再也等不了老牛拖車的政府措施，於是自力救濟，設立各種措施和機構來幫助自己的孩子和自己。這本書所描述的，就是這些父母和他們的朋友努力的過程和目標，讀來令人佩服，也令人心痛！

《孩子，我要和你一起老去》這本書所討論服務的對象，主要是功能尚可的青少年和成人，有少部分是功能良好但有適應問題需要協助處理，或者是功能不良需要協助安置的個案。書中對星語小站、花蓮肯納園、行義工作坊和其他工作坊，以及元氣棧等的詳細描述，有助於讀者取得第一手資料，直接瞭解這些類型的服務模式、服務內容與服務的困難，對尋求資源的自閉症者家人而言有極大的幫助。關於這些機構的成立和運作方式，尤其是肯納莊園和社福園區，對不少正在或即將規畫設立機構的朋友們來說，有極大參考價值。這些資料也提供有興趣的研究人員，有機會研究這些機構的服務對象、功能成效，以及替代性或創新的服務模式。

這本書出版時，龍潭肯納莊園即將開幕運作，有少數的家庭可以入住，這是令人欣慰的事。然而，有更多的家庭還在期待政府政策性的、以全部自閉症者為對象的措施，來幫助自閉症患者的早期發現、早期診斷。他們也期盼有實證基礎的有效早期療育、多元適當的教育、有效的社交技能訓練、符合需求的多元醫療服務、各項福利措施、職業及就業的訓練和輔導，以及多方專業的協作模式等。這的確是重大的使命，並有賴大家共同努力，落實尊重生命、人人平等的社會制度！

宋維村

於二〇二一年世界自閉症日

推薦序 4

我與肯納園的緣分
從北投行義路上的「起家厝」說起

中華投資公司董事長 李瑞倉

已經持續十多年了，每到中秋前夕，我就會收到一份來自肯納自閉症基金會的禮品，我知道這些禮品的製作過程都有肯納青年的參與，每次看到肯納的禮品，就會讓我想到「受人點滴、湧泉以報」這句話，當年我只是略盡舉手之勞，卻年年得到肯納基金會的感謝，真是不敢當。

我跟肯納基金會董事長彭玉燕女士並沒有任何淵源，先前也無私交，彼此之間也沒有共同的朋友，純粹就是在十多年前，我個人利用假期到花蓮走走，路過壽豐鄉的鄉間，當地人告訴我，多年前有外地人到壽豐鄉蓋了一整片漂亮的房子，叫做「肯納園」，想要用來做社會福利機構，我感到很好奇，於是主動過去一探究竟。

或許就是所謂的緣分吧！在沒有事先聯繫、只是隨興而至的情況下，我卻遇上了彭玉燕女士，由她親自帶我參觀園區，並介紹打造肯納園的初衷。只是，在我參訪的時候，花蓮肯納園已經走到了尾聲，這是由於幾位當初率先建園的家長，在經過多年的努力，確定不可能讓農地變更為社會福利用地了，那麼當然也不宜再邀請更多的家長參與肯納園。既然想要親子一起共老的願望無法達成，這些外地來的家長們也就失去了繼續待在花蓮的必要和意願，彭董事長就是為了安排肯納園的後續而出現在花蓮。

彭董事長告訴我，他們沒有放棄打造親子共老家園的想法，只是現階段選擇搬回臺北調整腳步，花蓮肯納園雖然確定不再繼續，但是肯納基金會還要持續運作，尤其大部分的肯納症者分布在北部與西部，因此肯納基金會還是有很多需要服務的對象。只是基金會自從成立以來，一直沒有穩定的會所，已經搬了好幾次家，這讓彭董事長一時有著不知「何去何從」之感。

我隨口問了彭董事長，大概會需要多大的場地？需要怎樣的環境呢？彭董說，大概要有一百坪吧！除了安置一些已經離開學校、無法進入任何庇護工場的肯納兒，也希望作為肯納基金會穩定的辦公場所。當下，我沒有多說什麼，但已經把這件事放在心上。在我當時的工作職責裡，知道政府有些空間閒置多時，如果能夠依照公告地價，讓民間公益團體來使用，一方面是解決公益團體的困難，一方面也讓這些空間再生並增加國庫的收入。

假期結束後，我回到臺北，依照彭董事長提出的需求，請同仁找出一些可能符合的房舍地籍，之後再抽空陪同彭董事長到現場進行勘查。彭董最後選取了兩個屋舍，一個位在北投行義路、用來作為肯納基金會會所，初期也安置了少數從花蓮肯納園搬回臺北的孩子，一個位在和平西路、三元街口，作為肯納元氣棧以及小作所和平坊還有綜合性的行政辦公用途。

彭董事長總喜歡說，這兩棟從國有財產局承租的房舍，就像是肯納基金會的「起家厝」，除了肯納園搬回臺北可以立刻無縫接軌安定下來，基金會也從那時候起開始穩定發展、陸續辦理六個小作所，比起花蓮肯納園時期，提供給更多肯納青年日間安置與學習的機會，家長們也才有力氣，可以汲取花蓮肯納園的經驗和教訓，在十幾年後的此時，共同在桃園龍潭打造出一片規模更大的雙老家園。

還記得，當年和彭董事長一起去勘查北投行義路的房舍時，因為多年未經使用，整個庭院雜木蔓生，草比人高，門鎖也卡住，為了把大門打開，我爬牆進去從裡頭開門，好讓大家進入；而位於市區三元街口的透天厝，則已經被街友佔用多時，除了髒亂不堪，事實上也是一處危樓，肯納基金會為了長久使用這兩處場地，除了支付租金，也是咬牙、痛下決心整頓並維修，才能有今日的局面。

有機緣在肯納園、肯納基金會最徬徨無助的時候，盡一點棉薄之力，個人不敢居功，欣見這一群堅強、勇敢、鍥而不捨的肯納家長們，終於如願以償，重新再打造出一個能讓親子雙方都能夠安心共老的家園，個人感到非常地歡喜，也由衷致上最深的祝福。

推薦序 5

讓莊嚴又美好的故事持續發展下去

國立政治大學心理學系教授 姜忠信

這本書《孩子，我想和你一起老去》是繼前一本書《肯納園，一個愛與夢想的故事》之後，陳述新一批肯納家長們，如同園丁般在耕耘肯納莊園的故事。記得前幾年受邀參與他們構思雙老家園的聚會，就知道這群家長是真的在一步一腳印地走著。如今家園接近竣工，也在動工前，已經先行經營肯納農場，並將社會企業的概念植入，試圖走向永續經營的方向——這縝密又創新的規劃，真是令人敬佩。

自己從一九九〇年開始進入臺大醫院兒童日間病房開始認識肯納症（也就是自閉症）至今，已超過三十年了！過去有緣相處過的肯納症者，現在都已經超過三十歲了！前幾年與幾位熟悉的家長聯繫，他們帶著大孩子和我見面，看著熟悉又陌生的老朋友們，真是感觸良多。

這些都是能力較弱的大孩子，家長們還是這樣地疼愛，有的捨不得讓孩子出去工作，有的孩子已經出現複雜的身心症狀或退化現象，很難照顧。雖然家長們早練就了堅毅之心，要攜子偕老，但這長久下去，大家都在變老，縱然有心，但站在時間的巨流下，會是有心無力的，該怎麼辦呢？一位家長告訴我正在找適合的終老機構讓孩子去適應，但總是百般地不放心，這樣的機構會是最適合的終老單位嗎？這真是一項巨大且複雜的問題，它不該只是肯納症家長們該獨自承擔的，我們的政府，或社會裡願意關心肯納兒的人們，能怎樣一同來面對呢？

回顧國際上各種對身心障礙者的成人服務機構，從全日型照護機構，到日托、團體家屋等等，都有不同的設計。但坦言之，僧多粥少，再加上經濟的考量，現有的選項並不能讓肯納家長們放心。這些年來全世界學術界或各種倡議團體，都不約而同地提到，與其要肯納症者終身學習參與我們的生活環境，還不如讓我們創造一個友善肯納症者的環境條件，以提升他們生活中的安適感。但這些話說來容易，該怎麼落實呢？

我想，為肯納莊園奮鬥的人們提出一種解方：創造一個共老、共依存的天地！他們從「星語小站」、「肯納元氣棧」、「肯納雙老家園」等等的經驗，以肯納症成人的角度，來回應什麼是友善肯納症者的環境！簡言之，這是整合主要照顧／實務工作者的思維，以家庭為中心的成人終身學習、工作、生活與安養的基地。

翻看本書第五章〈肯納莊園不是烏托邦〉，有一段讓我印象深刻的話：

「肯納部落」有一項重要的、共同的價值觀是：不捨也不願孩子孤單，希望有障礙的孩子，也能擁有高品質與幸福的人生，這是「肯納部落」最重要的核心精神！

——柯菲蘭為全體肯納莊園家長代筆

我個人完全理解，也認同這樣的主張。所謂「高品質與幸福的人生」，談的就是學術上探究的生活品質（quality of life）。生活品質，從世界衛生組織的定義來看，談的是「個人在所生活的文化和價值的體系中，對於自己的目標、期望、標準和關心的感受程度，包括一個人在生理健康、心理狀態、獨立程度、社會關係、個人信念以及環境等六大面向」，但這些層面畢竟是對一般大眾的我們所設計，世界衛生組織也從身心障礙者的角度增加三個面向，包括歧視、自主和融合（Power & Green, 2010）[①]。我想，對肯納莊園的家長們來說，能讓大孩子們活著不再受另眼對待、能自在工作與生活，又能在自己的部落中實踐共同的夢想，是值得努力、認真，也專注走下去的核心理念吧！

這本書揭示的是「作為一個人」本然該有的生活品質的追求之路，只要是人，在邁向終老的過程中，都期盼能帶著愛、無懼、信任、堅持的心，在這個天地宇宙底下，腳踏實地的共存共融，安頓身心！期待這樣莊嚴又美好的故事在臺灣持續發展下去。

① 參考文獻：Power, M. J., & Green, A. M. (2010). Development of the WHOQOL disabilities module. Qual Life Res, 19, 571–584

推薦序 6

龍潭肯納雙老家園 幸福照顧的新模式

桃園市市長 鄭文燦

「肯納莊園」在二〇一七年八月規劃於龍潭設置照顧自閉（肯納）症為主的社會福利設施與其家庭親子生活的住宅。結合機構與居家的融合式照顧服務模式，同時也關懷肯納家庭的照顧提供者——肯納症者的父母，讓照顧者及被照顧者都能受到高品質的關心，並期盼相關的政策協助。

首次我參與肯納莊園活動是在二〇一七年十月，當時社福機構與住宅設施仍在規劃階段，但肯納有機農場已經成立，在農場看到肯納家庭的家長和肯納青年、唐氏症青年以及多重障別的青年，大家非常自在地相處與協力合作，也有每周從台北到桃園一起陪伴工作的志工，讓大家從育苗等工作慢慢加溫成為共居生活的日常。

目前住宅的興建工程接近完工階段，社福機構也已開始施工，未來的肯納莊園會是一個多元共融的場域，也是可以讓肯納症或相關身心障別的弱勢者從邊緣站上主場的地方，並提供更完善的照顧體系和社區生活。

本書主要是記載肯納家庭追尋幸福的心路旅程，堅持不懈二十多年，肯納症者的父母及家人秉持幸福照顧的信念，在全臺各地尋尋覓覓，最終選定桃園龍潭，在我第一任市長的任期內全力啟動肯納莊園的社會福利照顧計畫，我也欣見桃園能夠提供肯納症家庭一個幸福的生活空間。

桃園今年人口已經突破二百二十七萬人，升格後市府著重各區均衡發展，以宜居宜業的幸福城市為目標；桃園的社福資源在各年齡層也都有投入，政府與民間社福團一同合作，盤點在地資源，進而規劃更好的政策與照顧體系，讓桃園給予被照顧者與家庭支持。肯納莊園以照顧服務的社會福利為出發點，融合機構與居家照顧的特色，打造多元融合實踐案例，相信會成為幸福照顧的新模式，也能造福更多家庭。歡迎肯納家庭移居桃園、成為新桃園人，一起生活在這座多元文化、族群共榮，具備愛與包容心的幸福城市。

前言

闖入肯納桃花源

在故事展開前，想先說說筆者和花蓮肯納園，及與肯納園大家長彭玉燕董事長的緣分。

本書作為《肯納園：一個愛與夢想的故事》續集，勢必要交代在逝去的十六年間的重要轉折，以及因著家有肯納兒而相知相惜的一群人，何以經歷了說不盡的挫敗和打擊，卻無論如何還是要排除萬難、走向共同的未來。

身為一個和肯納症八竿子打不著的人，我因緣際會在十八年間先後見證了兩批肯納家庭為孩子打造的兩處集合式家園，一是在花蓮壽豐鄉的肯納園，另一處是在桃園龍潭的肯納莊園。

兩回都是在荒郊平野裡憑空打造桃花源。

首度邂逅肯納桃花源，或許是偶遇；再次重逢，我清楚是機緣成熟時的必然。

初見花蓮肯納園：私闖民宅的小小越界

「聽說，豐田鄉間蓋起了一整片連棟『別墅』，好像是一些臺北的自閉症家長合力蓋的，有興趣一起去瞧瞧嗎？」

提議的人是臺灣早療領域的先驅者之一，林美瑗。約莫三十年前，美瑗為了極重度、多重障礙的幼女，一路從西部到東部、流浪做早療，最後定居花蓮，和當地一批醫療、復健、特教、心理、社工等跨專業夥伴，共同創立全國性的發展遲緩兒童早期療育協會。她從純粹的家長，逐步涉入社福、特教，還完成社工研究所學業，最終成為實務理論兼備的資深社工。在陪伴小女兒走完二十三年的人生路之後，她仍積極推動早療及成年自閉症者療育與發展工作①。

我則是個嚮往淨土、二十多歲就離開臺北，趕在二十世紀末想趁年輕到淨土隱居的人。在嘗試成為花蓮人的六年期間，有幸搭上社區總體營造運動的風潮，見證了豐田——這個在日治時期由殖民政府精心策畫但最後以失敗收場的移民村——如何從寧靜農村變身為全國社區營造工作者朝聖之地。

後來我移民花蓮未成、返回臺北，碰上第一次政黨輪替，進入中央勞政部門服務，協助推動身心障礙者就業，廣泛接觸相關團體，也識得幾個由心智障礙者家長成立的全國性團體。雖已搬離花蓮，但我只要抓到機會便回來探訪故舊，一聽到美瑗的提議，立刻職業慣性上身，心想非去看看不可。

兩人開著車一路談笑，不知不覺間便來到一處「只有浪漫的臺北人才會想在這裡蓋房子，在地花蓮人絕不會考慮」的荒郊野地。記得那是個豔陽天，當我看見一整排簇新的歐式獨棟房舍如海市蜃樓般、遺世而獨立地矗立眼前時，真有種如

①林美瑗女士是中華民國發展遲緩兒童早期療育協會創會秘書長，曾在心靈工坊出版《慢飛天使——我和舒安的二十年早療歲月》、《牽著天使的手——十七個慢飛家庭的故事》兩本著作。

夢似幻之感。

房舍看來已經完工，但無人煙。既然專程來了，我們忍不住好奇心的驅使便自行進入，繞著嶄新的房舍東張西望了一陣，兀自想像著，主人家到底是怎樣的身家背景，竟如此大手筆地在荒郊蓋起美輪美奐的房舍？在美瑗熟識的家長群裡，也有從紐澳返臺的自閉兒家長在花蓮玉里經營民宿，那麼，這片獨棟的房舍群也打算做為民宿嗎？

我與美瑗畢竟是循規蹈矩的人，「私闖民宅」已是絕無僅有的冒險行徑，也擔心萬一觸動保全會引來誤會與尷尬，便草草巡禮了一番，不敢再多逗留。

這是一次神不知鬼不覺、惟當事人心知肚明的小小越界。

與肯納園主因「社會企業」照面

二〇〇八年秋天，已是自由工作者的我，從孟加拉拜訪葛拉敏銀行②及相關社會企業歸來後，便開始狂熱推廣社會企業，只期盼臺灣有更多民間團體或個人投入社會企業的創設。在昔日同事、時任中華民國殘障聯盟③秘書長的王幼玲④女士邀集下，我出席了一場以社會企業為主題的小型聚會，與會者中從事珠寶業的肯納基金會董事長彭玉燕格外令我印象深刻。她的思維模式和我所熟悉的社福、公益團體經營者截然不同，也是會後唯一繼續與我聯繫的人。日後她才說起，這類公益團體間的聚會她向來參與的極為有限，想來那回是因為「社會企業」這個主題引起了她的興趣吧！

當時我還不知道，彭姊就是幾年前我私闖過的豐田豪宅的主人之一；還要再過一段時間才知道，我們相識之際，花蓮肯納園已決定轉型，只待時機搬回臺北了。

龍潭肯納莊園：從四個家庭到一個肯納社區

花蓮肯納園搬回臺北、在全臺各地找尋新處所的過程，有許多不足為外人道的

② 由二〇〇六年諾貝爾和平獎得主，孟加拉尤努斯博士所創，又稱鄉村銀行、窮人的銀行。

③ 於二〇一五年改名為中華民國身心障礙聯盟。

④ 二〇一八年一月起擔任第五屆監察委員，二〇二〇年總統大選後續任。

艱辛。而這段過程，最讓人驚嘆的，是彭姊念茲在茲的親子雙老家園，在堅持奮鬥了十多年後，終於落成。打造家園最困難的第一步——土地，經過多年尋尋覓覓，曾一度打算放棄，但終究讓她在桃園龍潭找到合適地段，而且這個家園的規模更大、提供的服務更多元。當年的花蓮肯納園，只要四個家庭彼此說定就啟建了，這一回，得號召到將近六十戶家庭，不只有肯納家族，還包含其他障別，以及認同他們理念的專業人士、頂客族，組成數百人的社區，比臺灣某些偏鄉、離島整個聚落的人數還多呢！

當初的肯納兒與家長們都去了哪兒呢？

身為一個拜訪過花蓮肯納園的舊識，我欣見肯納家長逐漸夢想成真，但心裡不免記掛著，當年那些好不容易才適應花蓮肯納園的青年們，後來去哪兒了呢？

當肯納園不得不暫停時，大多數青年都在家長安排下各自找到下一個去處。目前仍接受肯納基金會協助，保持學習並繼續社群生活的青年，還有吉爾、小竹、昆峰三位。他們因為提早離開教育體制，進入家長自辦的學習及日托機制，從青少年時期就一起共學；住進花蓮肯納園，則讓他們從週間共學的同學，成為全天候生活在同一個社區的夥伴。在花蓮的歲月裡，來來去去的肯納青年不少，這三人始終是長期住戶，回到臺北後，各自經歷了不同程度的轉折。

這三位經歷過花蓮肯納園的「輕熟年星兒」的近況，將穿插在本書中出現；而故事的主軸，則落在一群不輕言放棄的肯納家長，怎樣在茫茫人海中辨識出彼此，又是怎麼經歷不斷的溝通磨合、最終在共創家園的航程中，一起迎向驚滔駭浪而不迷航。

Part 1

認識花蓮肯納園、肯納基金會和肯納青年們

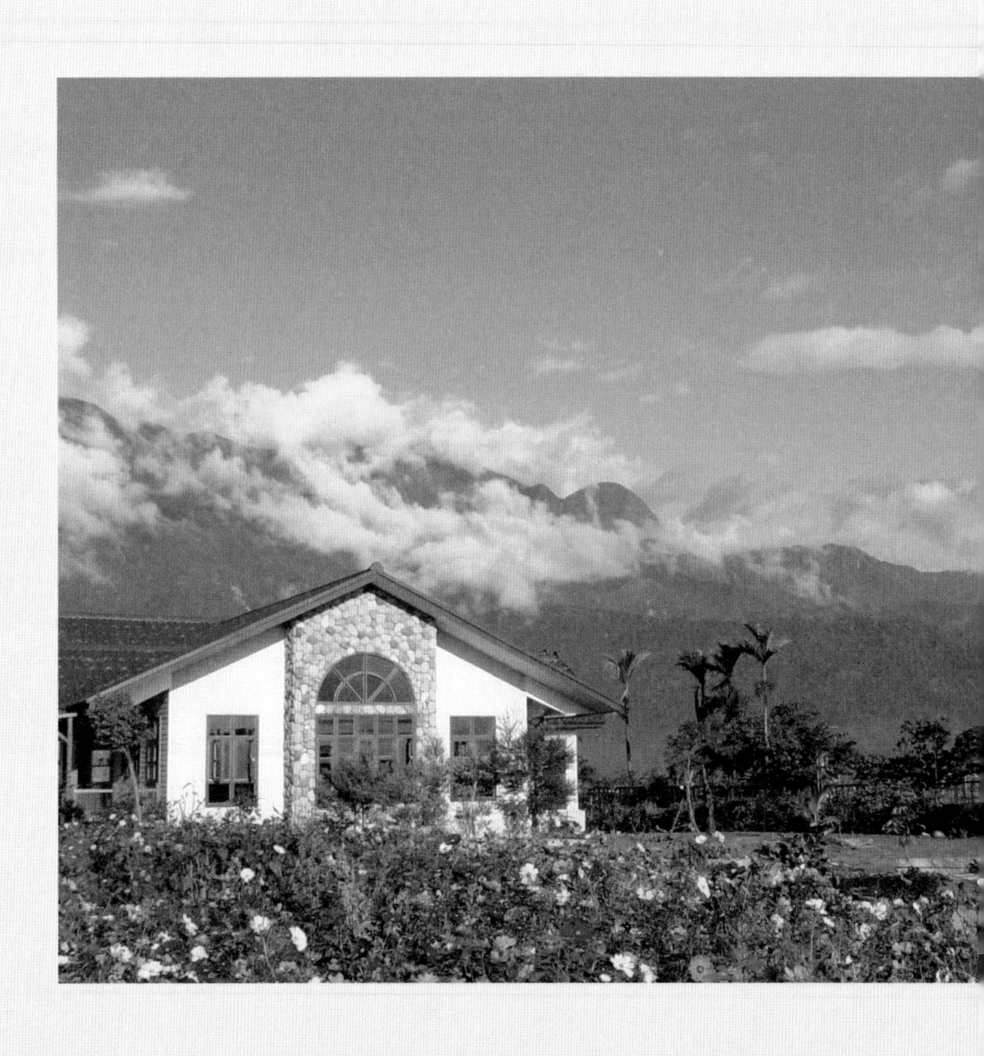

1

從前從前，花蓮有個肯納園……

曾經，在二十一世紀的最初十年，花蓮有個肯納園。

許多人對於老後生活的美好想像之一，不外乎是和志同道合的人找個風景優美的地方，一起買地、蓋起自己合意的房子、建立一個共好社區，組成一個大家庭，一起共度老後人生。或者，搬到風光明媚未受污染的淨土，開個民宿，享受生活之餘，也把美好生活與民宿客人分享，而民宿收入可以作為房舍維護的貼補或是退休後的零用錢。

一度存在過的花蓮肯納園，完全符合這樣的想像。

夢想的第一次實踐

「現在我們還可以照顧他，但當孩子大了、老了，我們做家長的也老了、走了，誰來照顧他？」

這席話，是家有心智障礙兒家長們的共同心聲，只是從自閉症（又稱肯納症）孩子的家長們口中說出來，卻有著更深切的痛楚。肯納自閉兒，恐怕是特教領域和社福機構檯面下公認「最難搞定」的對象，不是肯納兒的家人與師長，很難懂得。

有一群家長，無法慢慢坐等政府福利政策逐漸完善，尤其眼看著肯納兒已經邁向中年、自己也趨近於老年，主動出擊、為孩子和自己的老年，建造一個親子共居的家園，是這輩子不得不打的一場硬仗。

早在二〇〇〇年，四個自閉症孩子的家庭未雨綢繆地在花蓮壽豐鄉豐田地區，造家、蓋房，打造出一個專門給成年肯納兒的桃花源，那時候，幾個家庭的肯納兒，都還青春正盛，很不好搞定。最初的構想是，營造一個容納八到十位肯納症者的小型集合家園，同時結合退休的醫療及特教專家，持續提供教、養、照護的功能。這個結合專家的家園可以讓幾位志同道合的家長和孩子一起生活、一起老去，除了解決父母對肯納兒一生的懸念，也盡最大可能讓肯納兒終身都能擁有家庭生活，不會因天生的障礙就失去幸福的機會，也不需要在人生的最後一哩路上流落他方，直到生命盡頭都能過著有尊嚴的快樂生活①。

這是一個實踐，或更精確地說，是個實驗。一開始，大夥想得很單純，特教專家和老師們為了矯正孩子們的固著行為、增強生活自理能力，幾乎是和孩子們一起住在肯納園中共同生活，無償地提供服務。

但漸漸地，家長和專家們發現這樣的模式必須調整，於是，他們決定成立基金會，除了從旁支持只能立案為民宿、無法成為社福機構的肯納園持續地營運，另一方面也基於過去一直沒有出現專為肯納兒完整規劃的服務機制，家長們向來都是遇到問題後，見招拆招，摸著石頭過河，只知道肯納兒不適合待在哪些環境，而理想的環境則還沒有出現，既然無法一步到位，那麼就藉由基金會作為整合服務需求以及社會資源的平臺，好將肯納兒在不同生涯階段的社福需求缺口，一段一段地銜接起來。

食人間煙火的肯納桃花源

花蓮肯納園雖然風景如仙境，但內部仍需處理世俗的事物。比肯納基金會早誕生幾年的花蓮肯納園，在基金會成立後，又繼續運作了五年多，這段期間大夥逐漸摸索出兩個相輔相成的運作機制，讓三位外地來的全職人員、加上在地司機和清潔人員，能共同在園區裡持續提供服務。

這樣的機制是：肯納基金會與肯納園民宿雙軌並行。

由非營利性質的基金會負責在臺北協助花蓮肯納園民宿推廣來自各界愛心認購的節慶禮盒訂單，所得盈餘用以支持員工的薪資。同時，在花蓮和孩子們一起生活的家長身兼烘焙老師的小竹媽則帶著園區的肯納青年們製作訂單所需的手工產品。一方面，這些產品所轉換的產值，能夠減輕家長自付額的負擔，更重要的是，透過製作產品能讓肯納青年每天有固定的作息，而透過工作持續手部的精細操作，也是讓孩子們保持能力與活力的方式之一。

① 更多關於花蓮肯納園的故事，可參見《肯納園：一個愛與夢想的故事》一書，由心靈工坊於二〇〇六年出版。

小竹媽雖不是創園的四位家長，但打從花蓮肯納園還沒正式啟用就開始參與，長期扮演著讓肯納園日常功能運作順暢的角色。她擁有烘焙與廚師執照，能支援肯納園民宿客人的餐飲；若有大型活動包場需要供應餐點，她還能在其他熱心家長和工作夥伴的協助下，變身為最佳大廚。

正式立案的肯納園民宿，則利用六棟未使用的房舍對外營運，用合理的價格提供全國各地身心障礙團體一個充分身心放鬆的休閒活動及住宿場地，也讓樂意支持公益的社會大眾以住宿方式來參與，同時確保肯納兒能在友善的環境中保持接觸外界的機會。

美麗的肯納民宿，是個讓社會大眾看了也傾心的環境。這裡是肯納兒的伊甸園，有條件地歡迎各界人士前來共享好山好水好生活。

離開，是再出發的起點

無論是去花蓮肯納園參加過幾天的營隊、或是試住過一、兩個月的肯納家庭；還是使用場地舉辦各式活動、來自全國各地的社福團體，或只是單純地來住幾天民宿的社會人士，最後大家記得的總是：好山、好水、好舒暢，天空很藍，視野

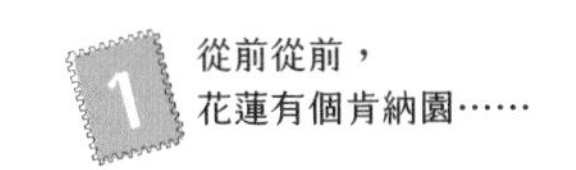

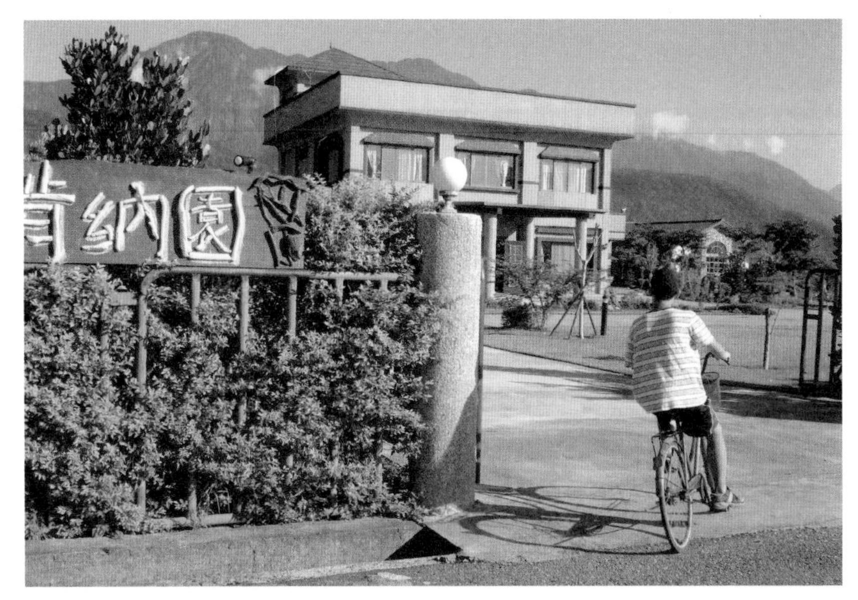

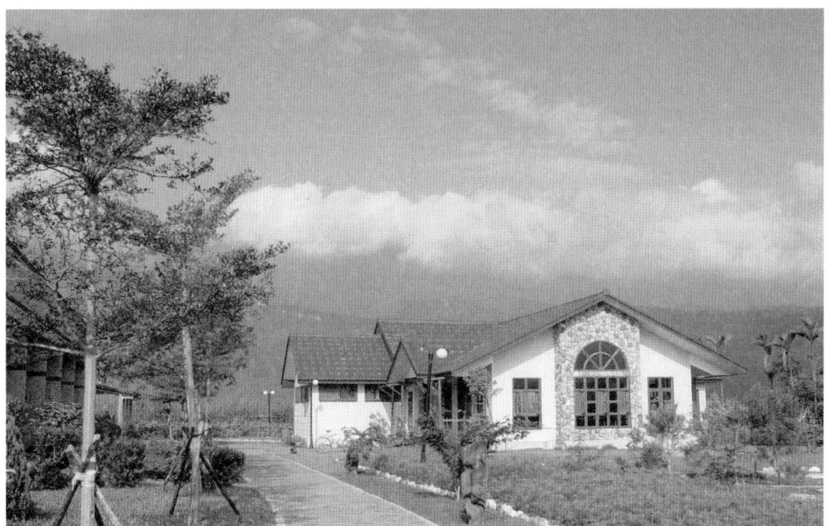

位在壽豐鄉的花蓮肯納園，是肯納第一個愛的夢想家園。

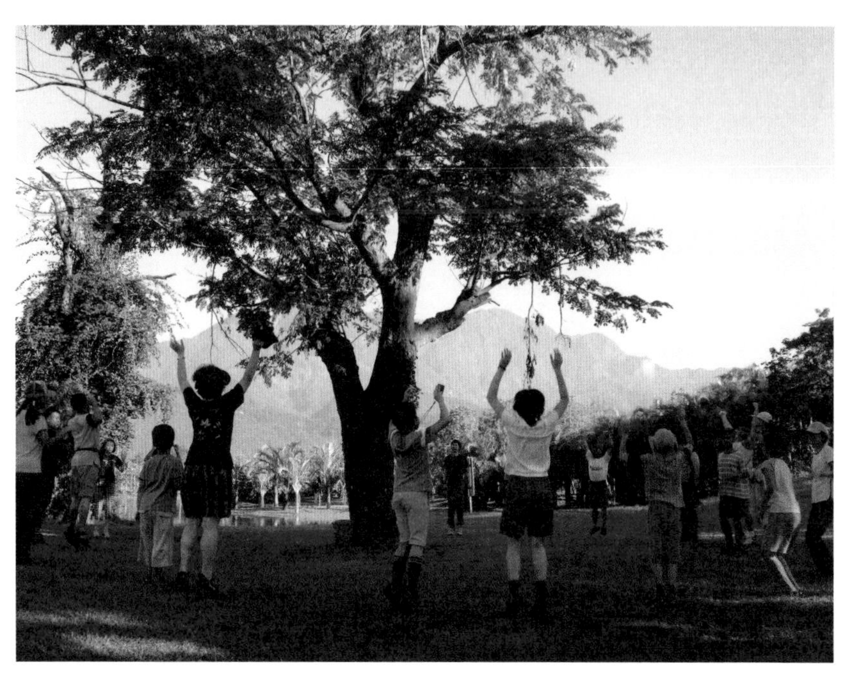

好山好水環繞的花蓮肯納園，肯納親子們在這裡好放鬆、好自在。

遼闊。園裡的肯納青年們好開心，肯納家長們在這兒好放鬆、很自在。

那麼，為什麼後來會「舉園」搬回臺北呢？

無奈的原因方方面面，有關乎孩子生活教育訓練方式終究難以取得共識、有關乎實際營運面上長期的入不敷出、有關乎基金會如何能夠更加具體支持肯納園的發展、有關乎服務需求者絕大多數分布在臺灣北部與西部、有關乎肯納園確定無法變更為社會福利用地……每一項都超出當時幾位家長能夠解決與克服的範圍。在眾多考量下，大夥兒最後決定帶著在花蓮肯納園學習到的經驗，回到臺北重長計議。這，

1 從前從前，
花蓮有個肯納園……

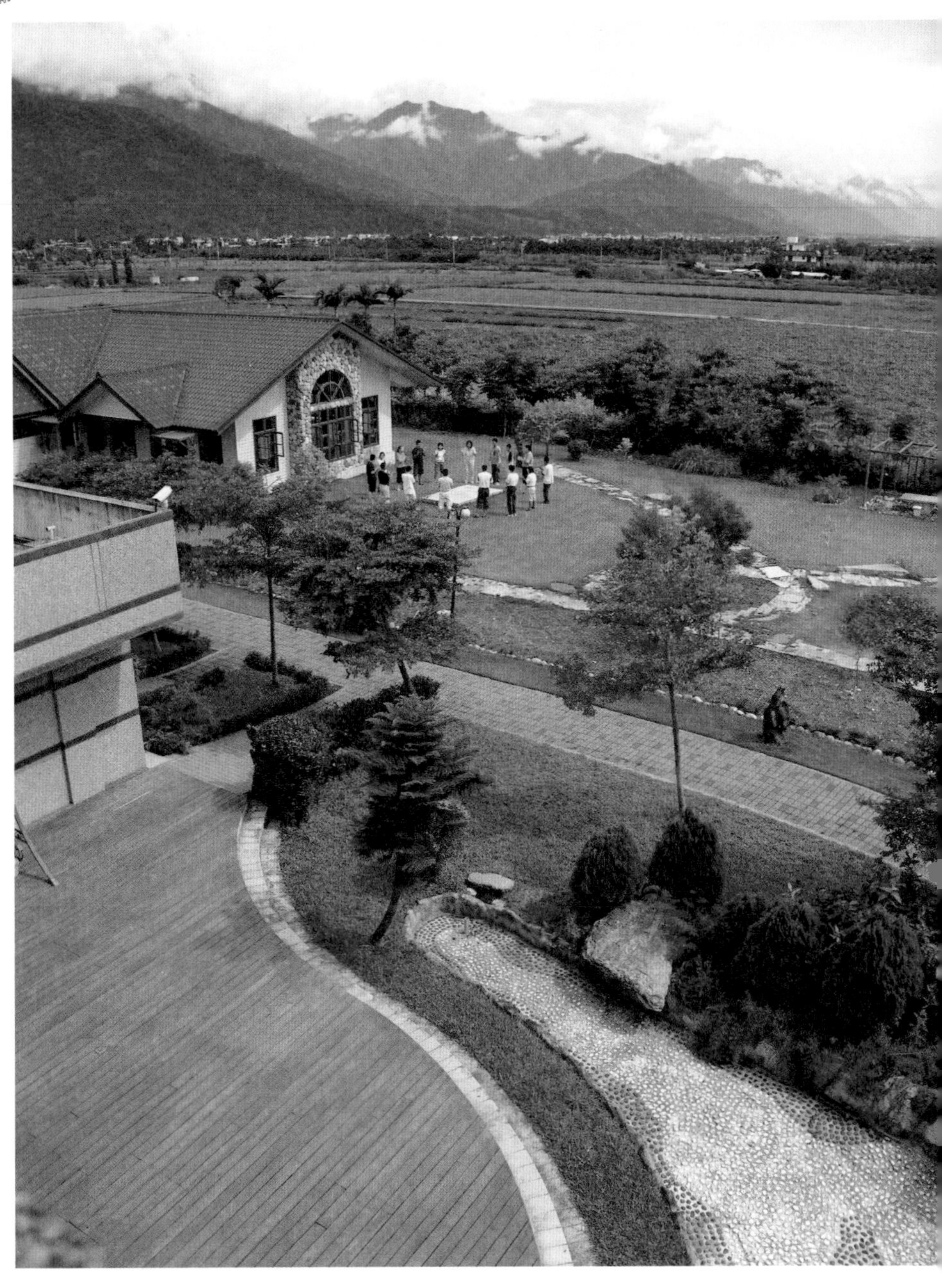

也是當時能做出的最好選擇。

換個角度想，當時大多數肯納青年們才二十來歲，回到臺北意味著擁有更多和社會接觸與接軌的機會。雖然肯納兒的表達能力受限，但是經過五年多在花蓮肯納園的實際經驗，家長們發現孩子確實有持續學習以及休閒娛樂的需求，在他們感到熟悉與安全的環境下，即使沒有言語和眼神的對應，竟然也可以互相結為好朋友、可以待得住團體並成為其中的一份子，還能夠維持情緒穩定，緩慢地學習與進步中，而這些都是任何一個小家庭、憑自己的力量達不到的情境。透過基金會的規劃與安排，整個大臺北的環境更能善加利用，讓肯納青年學習與人交流的機會也增加了。同時，基金會也整合各方資源，讓未來的親子共居家園，成為公部門樂意攜手共創的範例，家長們再也無須各自踽踽獨行。

花蓮肯納園不得不暫停了，但最初的夢想並沒有失去。

在花蓮肯納園走入歷史的十年後，桃園龍潭肯納莊園，讓這個夢想再次啟動。

肯納補給站

關於肯納症

每一種族群的被發現、被定義，都在提醒著人們，這個地球上的萬事萬物，是多麼的豐富、多元、往往超乎個人既有的經驗世界。

世上有這樣的一群人，他們先天的情緒表達困難，會出現重複的行為，在社交方面有障礙，一般來說，大概會在兩歲前被發現。一九一〇年瑞典的心理學家尤金．布魯勒（Eugen Bleuler）運用了希臘文的字根創造了autism 這個新詞，用來稱呼這群人。這個詞是 aut(o)- 與 -ism 的組合。aut(o)- 就是自己（self），-ism 是狀態（condition），合起來的意思就是「病態的自我中心」。在 autism 這個詞被提出之前，醫學界將這群孩子診斷為兒童精神分裂症。

Autism第一次進入英語世界，是美國李歐・肯納（Leo Kanner）醫師在一九四三年發表的一篇論文，首次全面介紹了十一個案例，並在論文中正式使用了autism這個詞。不過，這個名詞的負面含意較濃，因此還有另一個比較中性的名稱：肯納氏症（Kanner's syndrome），就是用來紀念正式將這個症候群介紹給世人的李歐・肯納醫師。

對於這個症候群的認識在華人世界傳開後，有很長的時間一直使用「自閉症患者」[2]這個翻譯來稱呼這樣的一群人。但由於這個稱呼極容易造成誤解，讓人望文生義地以為這樣的族群只會封閉在自己的世界裡，不需要別人、不能與他人互動、對外在世界無感，為了讓社會大眾可以用比較適切的角度來認識這個族群，儘管臺灣社會已經有許多自閉症相關團體，但是依然有一群家長、醫師、治療師，還是認為有必要成立一個新的團體、使用中性的名詞來稱呼這樣的一個族群，於是「財團法人肯納自閉症基金會」在二〇〇四年十月應運而生了，肯納基金會的重要使命之一，就是為這群人正名。

在這個分水嶺之後，每當有人聽到「肯納症」這個既不熟悉、無法望文

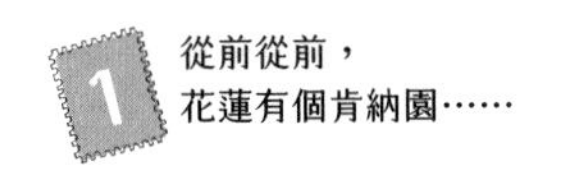

生義、難以自行解釋的名詞時，也就是肯納族群重新被認識的契機。「肯納」之名，華文字義也包含著「肯定」與「接納」的意涵。同樣生而為人，這個族群與他們的家人，也是社會的一員，不該因為先天的疾病就蜷縮到社會的邊緣，他們也有追求幸福與擁有快樂的想望。經過了二十年的實踐，一群肯納家長們確知，只要經過適當的設計與培訓，成年肯納症者也可以參與社會的部分運作。

② 更多關於自閉症的正名：肯納症的資訊，可上網查詢，或至財團法人台灣肯納自閉症基金會網站了解。肯納園網站 QR CODE：

2

這裡就是「肯納園」啊！

肯納基金會@行義路

「什麼時候去肯納園？」

花蓮肯納園的家庭們各自散去時，自認為當初建園時著力有限的彭玉燕，此後卻成了把重新打造家園的使命扛在身上的那個人。她帶著孩子吉爾回到臺北，也把花蓮肯納園堪用的家當統統搬回臺北，和歷經多次搬遷的肯納基金會一起落腳天母行義路，重起爐灶。

吉爾是幸運的。離開花蓮後，他一直待在行義路上的基金會，從家長自掏腰包的日托班時期，到政府主動邀請委辦的日間小型作業所「行義坊」。他沒有碰過頻繁變換環境的狀況。如今，坐三望四的他成了資深元老。

搬離花蓮雖已超過十年，但吉爾依然常冷不防地問上一句：「什麼時候去肯納園？」

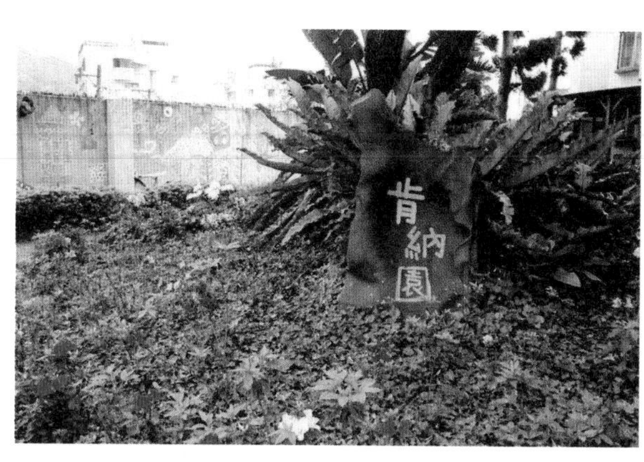

這是從花蓮肯納園搬到肯納基金會的大石頭。

「這裡就是『肯納園』啊！」

身邊的人，媽媽彭玉燕、基金會執行長、教保老師或社工老師，總是這麼回答他。他們會帶他到基金會院子裡，看看那顆大老遠從花蓮搬運過來，上頭刻印著「肯納園」三個字的大石頭，「證明」不是在唬弄他。

在花蓮常規訓練中養成的習慣也一直跟著吉爾，成為他生活的準則。每到吃飯時間，他就會從自己專屬的檔案夾裡，拿出一張護貝過、上頭寫著「每一口要嚼二十下，才可以吞下去」的A4紙張，那是為了避免他狼吞虎嚥，特別設計的單張提醒語；他會把提醒單擺在便當正前方，眼睛邊盯著紙張，邊吃邊數數兒。

縱使生活安定無波，吉爾依然是個沒有安全感的「大孩子」。吉爾媽——彭玉燕知道，當年不得已從習慣了的花蓮肯納園離開的不安感，始終沒有從吉爾心中抹去。直到現在，吉爾每天午飯後都固定來到家教古老師身邊，行禮如儀地展開十五分鐘的長串碎念，裡頭總有一句是：「今天不去肯納園。」

吉爾早已經接受身旁人的安撫，接受臺北行義路的基金會所在地「也是」肯納園，只是，花蓮肯納園從來沒有從他心裡挪開過，只是「今天不去」而已。

終於安居的肯納基金會

不僅離開花蓮肯納園的孩子們經歷過動盪，肯納基金會打從二〇〇四年成立後的最初幾年，也一直沒有安定下來。就在花蓮肯納園決定暫停時，前財政部官員李瑞倉先生趁著卸下公職的空檔到花蓮旅遊，正巧來到肯納園，聽聞肯納園的工作夥伴提到搬回臺北後尚不知何去何從的困境。和肯納家族素昧平生的他，卻把這件事放在心上，返回臺北後他主動協助瞭解國有財產局轄下閒置空間的現況及租用辦法。

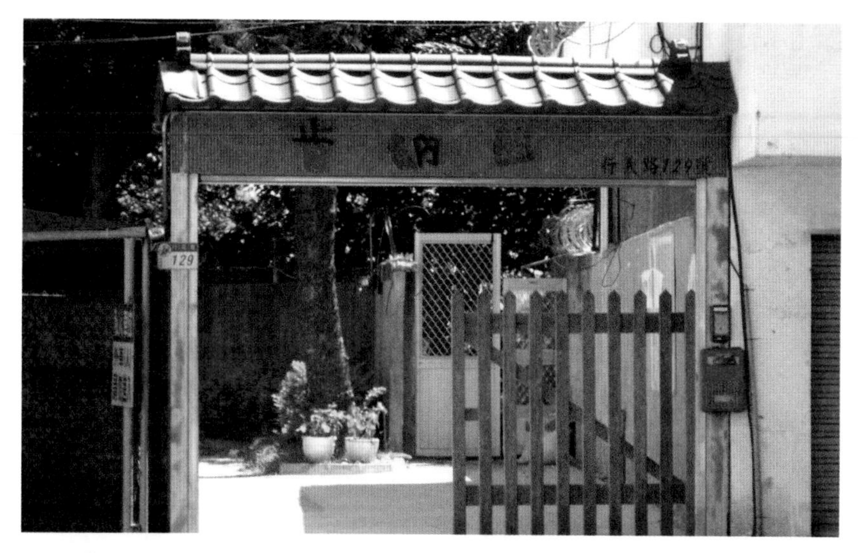

北投的肯納基金會門口。一進來就看到吉爾寫的「肯納園」三個字，雖然看起來歪歪斜斜的，但特別有溫暖的味道。

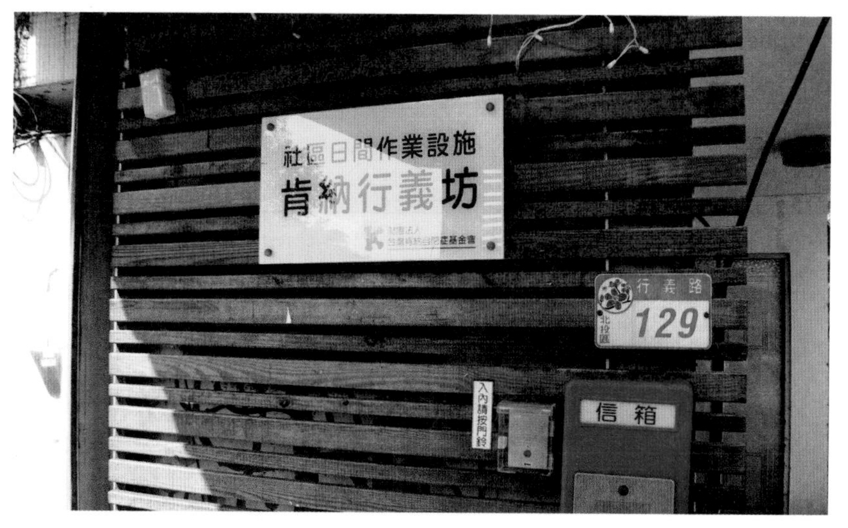

肯納園落腳在北投行義路。

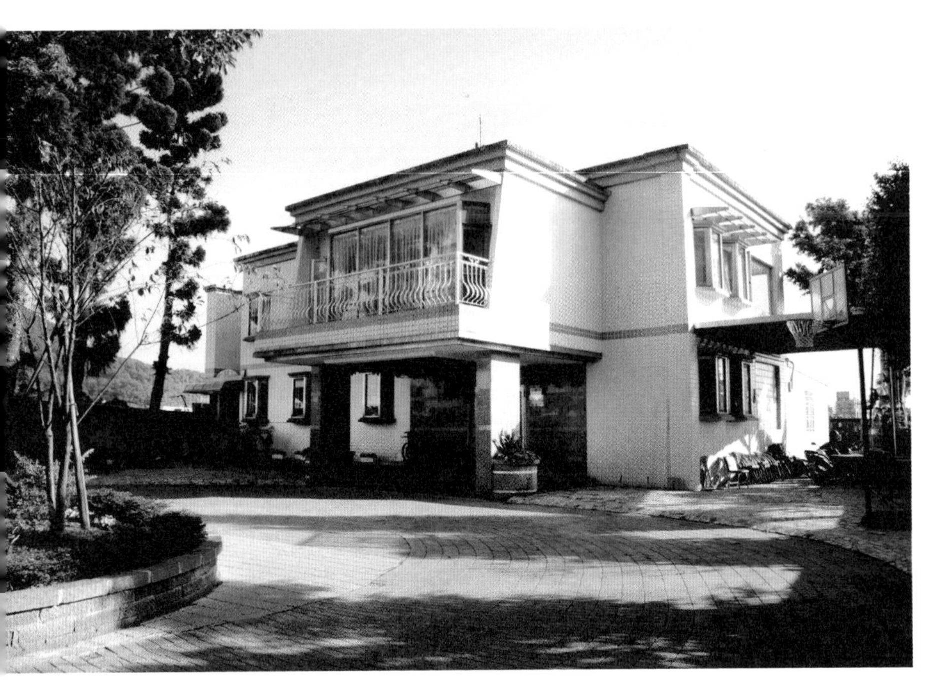

北投的肯納基金會。

很幸運地，臺北市北投區行義路的半山腰上，有一處閒置多年、佔地廣大的官員宅邸，這處宅邸前後有庭院，環境清幽，遠離塵囂但有方便的公車可抵達，足以讓肯納青年們白天來上課、活動，也不用擔心會干擾到鄰居，只差沒辦法像花蓮肯納園提供住宿服務。肯納基金會在二〇一〇年五月正式向財政部承租這處房舍。

基金會之前的會址都是借用或租用民間房舍，無法長期使用，每一次搬遷，就是一次折騰和消耗。這次幸運地在貴人幫助之下，得以長期租用公部門的閒置場地，基金會同仁們第一次感覺到終於可以安定下來、好好經營了。

新家有著落後，基金會董事長彭玉燕先大費周章、花了九牛二虎之力把已經被雜草、林木掩蓋幾乎找不到路徑進去的廢墟，恢復它的本來面目，再不辭路遙地把刻印著「肯納園」三字的那塊沉甸甸的大石頭，連同其他家當，一舉從花蓮壽豐鄉搬到臺北行義路的新家；有那顆石頭坐鎮，就意味著肯納園只是「搬家」，並不是結束，也是她用來自我期許：「莫忘肯納家長們的共同夢想」。

實現夢想的路上，有你有我

如同找到行義路會址，是得到李瑞倉先生協助，基金會一路行來，總是貴人不斷；在不同階段加入、一起打拚的好伙伴，更是前仆後繼。

其中，讓基金會漸漸步上軌道，給了蠟燭多頭燒的彭玉燕喘息空間的重要伙伴，便是現任基金會執行長張素娟。畢業於臺灣師範大學教育系，曾擔任國中英文老師、特教老師及行政主管達三十年的張素娟，退休三年多後，因緣際會進入肯納基金會協助孩子們做職業訓練。當時基金會位於重慶北路一棟四樓透天厝，正式人力編制四位，只有六、七個學員天天來報到。原本只是來協助孩子們做職訓的她，萬萬沒想到公職退休後的人生，竟跨界從事基金會的經營工作。

張素媚老師雖有豐富的學校行政管理經驗，卻從來沒接觸過民間基金會，一開

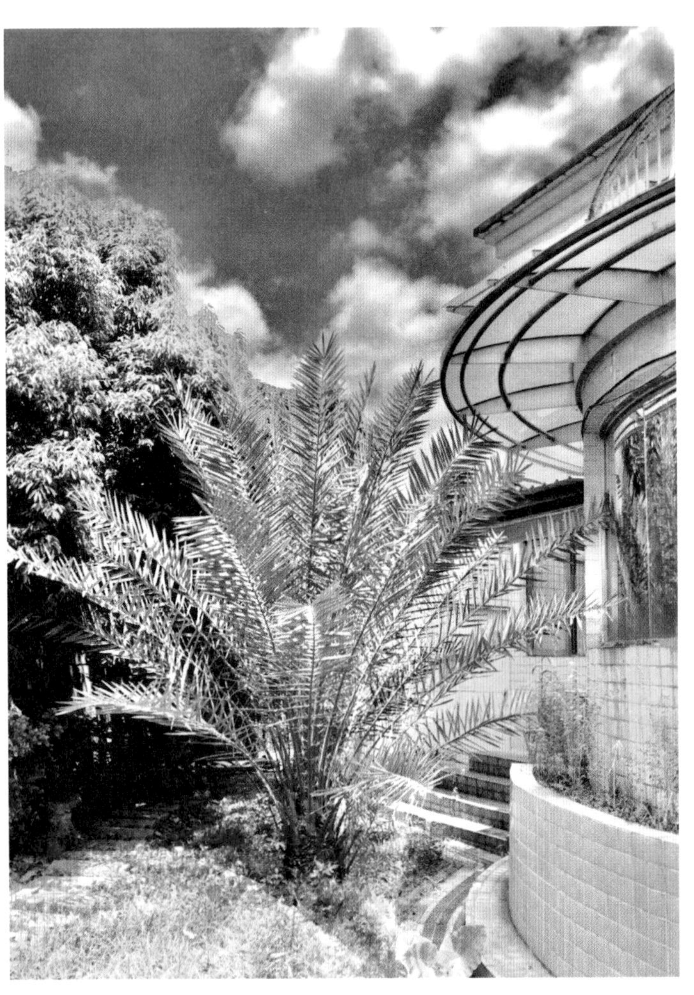

基金會的幸福棗樹。這棵幸福棗樹連結了肯納園青年製作的產品，可以說是開啟了肯納青年職訓的第一章。棗樹至今已經 10 歲了，仍然高聳而立。

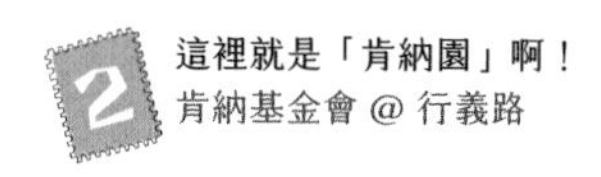

始真的是捧著基金會的章程，逐條仔細研究。行事風格穩扎穩打的她，只要看到符合基金會宗旨、判斷有可能嘗試的事情，就設法去執行。過去在學校體制內，只能夠看顧到學生們到高職畢業為止；孩子們離校之後，能力是會繼續開展、或是會因為沒有發揮的機會而退化，做老師的實在無從得知。在基金會工作的這些年裡，她很欣慰地看見，離開特教體系的肯納青年們，若能待在以肯納症者為主要服務對象、像是「肯納元氣棧」及「小作所」這類的環境，往往較能夠保持情緒穩定，不大容易累積情緒乃至於爆發，發生在其他機構經常可見的適應不良的情形。

「肯納的小作所①之所以會接連著一間一間地開，就是看到孩子們在這裡的成長，以及這帶給家長們的安心感啊！」張老師的聲調總是不疾不徐，帶著耐心與穩定。長期投入特教體系的她了解，年年都有特教生畢業，家長們無不期待孩子能銜接進入為特殊青年設計的作業環境，這需求十分殷切。肯納青年當然也有同

① 小作所的來由與作用，將在第四章有詳細的介紹與說明。

樣需求，但由於肯納症者的特殊性，譬如情緒特別敏感，容易受到外部環境變化所影響，畢業後要進入給一般身心障礙青年的庇護商店或庇護工場[2]並不容易。所以肯納青年只要在肯納的「小作所」通過評估、幸運地成為其中的一員，說什麼家長也不會輕易讓孩子離開。也因此，肯納的小作所極受歡迎，一直是名額有限、流動性不大，遠遠供不應求。

即使肯納基金會已經盡心盡力、設法辦理多間小作所來服務成年肯納症者，但張老師的心裡還牽掛著另一群孩子。「有些孩子功能很『好』，但來過小作所後，自認並不是肯納症同類，待不住，返家後卻往往處於遊蕩狀態，沒有固定的生活作息和去處。他們懂得呼朋引伴，甚至不時結伴到全臺各地趴趴走，碰到基金會舉辦活動，也都很樂於回來看看老師還有老朋友。」這群功能不錯的孩子，看起來相當自主、行動自在、和情況類似的同伴有著社交生活，但看在昔日的老師或資深社工眼裡，卻很清楚這些孩子在缺乏學習規劃、沒有生活規律、家長也對他們全無期待的狀態下，除了年紀增加，其他方面並無成長。然而由於他們不再是小作所的一員，基金會也沒有餘力關注他們，於是每次見到他們，師長們心頭只能帶著遺憾。

②特殊青年在畢業後可選擇在庇護商店或庇護工場工作，在這裡工作能讓他們得到職業的訓練，也能獲得薪資。更多關於庇護商店或庇護工場的介紹也將於下一章介紹「肯納園元氣棧」時，一併詳細說明。

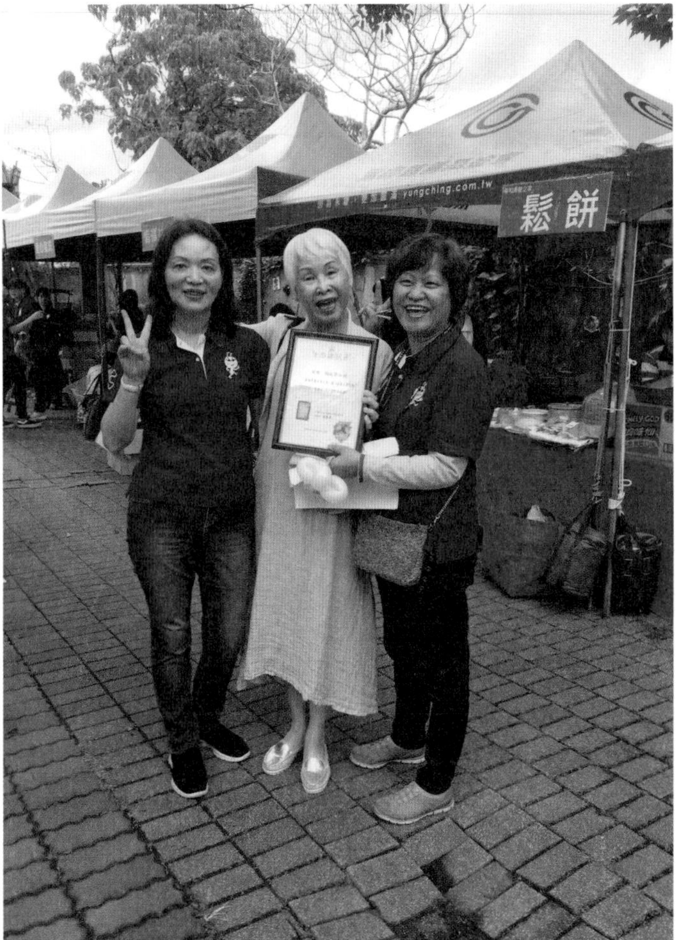

肯納大家長彭玉燕（左）與基金會執行長張素媚（右）和長期志工（中）的合照。

相對來看，能持續待在小作所工作，對肯納青年和家長來說真是得之不易的幸福。師長們看到能穩定在基金會工作的孩子，真的為他們感到開心。雖然說退化是每個肯納兒無可避免的自然現象，但至少在接受基金會服務的期間，他們會持續受到外在的正向刺激，不至於過早退化。退化一直都是星兒家長、關心星兒的師長們最憂心的事，也是為什麼繼花蓮肯納園的實踐之後，還是堅持要創建規模更大的「雙老家園」的原因之一。想想，若有一個比花蓮肯納園的規劃更完善、能夠銜接起長照功能的地方，在這裡星星家族們彼此熟悉、穩定成長、相伴老去，對星兒、星兒父母們來說，夫復何求啊！

肯納大家長：樂於串接緣分的董事長

如果說肯納基金會不斷締造出一些奇蹟，彭玉燕就是那個讓奇蹟發生的人。與其被拱在核心、被尊稱一聲董事長，彭玉燕更樂意扮演穿針引線的角色。她很清楚，只有一個彭玉燕不夠，必須具有共同需求的家長們肯撩下來，再加上各種貴人的支持，大家一起打拼才有機會成功。這些年來，她最常做、也持續做的，就是把許許多多的緣分串接起來，好讓大家共同的夢想早日實現。

但，走在這條非常態之道，絕不服輸、不輕易屈服的彭玉燕並不是一開始就認份要來從事這份肯納志業。

一九七〇年代，二十出頭的彭玉燕把長子託給家人照顧，和先生跟隨著一股巴西移民潮前去異國打拚。為了能在當地立足，她什麼苦都肯吃，就算同去的鄉親陸續因為發展無望鎩羽而歸，她還是不肯放棄。憑著旺盛的企圖心，以及足夠的敏銳度和膽識，夫妻倆學習累積開礦的知識，也用辛勤積攢的資金，投入了開礦事業。經歷了一連串的被騙、投資失利，還是不屈不撓，終於開採到一個稀有的亞歷山大礦脈，總算讓他們從小店主逐漸變為企業主。

就在奮鬥事業的當兒，彭玉燕發現次子患有先天性心臟病。好不容易等到孩子滿五歲，她帶著孩子回臺灣治療，卻沒意料到手術失敗，孩子竟死在手術檯上。彭玉燕無法接受這麼殘酷的事實，她堅決地要見孩子一面，告訴這個早夭的孩子，一定要回來和她再續母子緣。

當她傷心地回到巴西，沒想到迎接她的又是另一番生活的打擊，讓她萬念俱灰，一度想放棄一切。然而就在此時，她發現自己懷孕了。腹中的小生命，激發出她的鬥志，讓她決定繼續奮戰下去。

「我把可愛的兒子生回來了，可是，他好像只有身體回來，靈魂沒有跟著來。」

回想起這個和次子的約定，彭玉燕自嘲著說，可能是她太強求了。

已經養育過兩個兒子的彭玉燕發現，白胖可愛的小吉爾到了三歲卻還不會說話，明明被媽媽抱在懷裡，卻看也不看媽媽一眼。她滿心忐忑帶著吉爾看遍巴西名醫，做過各種耳鼻喉科和腦波檢查，也看過精神科醫師、語言治療師，但是越多的診斷、推測，只是讓她越感到困惑，因為沒有任何一種說法或治療方式，可以具體改善吉爾的狀況。

當吉爾的行為和情緒問題越來越難以應付時，終於促使她決定飛回臺灣尋求診治。她來到臺大醫院兒童心理衛生中心後，臺灣自閉症之父宋維村教授親自診斷出吉爾罹患的是自閉症——這個先天的腦部病變，讓吉爾有溝通和語言上的障礙；為了讓吉爾接受療育，彭玉燕展開了長期當空中飛人的日子。

她坦承，為了治療吉爾不得不往返臺灣的前十年，她其實不認為自己真的會回臺灣定居。那時的她，滿心希望只要為吉爾找到最好的醫師、經過最好的治療、透過最好的教育及訓練過程，等吉爾「好」起來之後，她就要結束兩地奔波的日子，重新回到巴西，繼續好好忙事業、過生活。但彭玉燕的這個心願，在一趟從

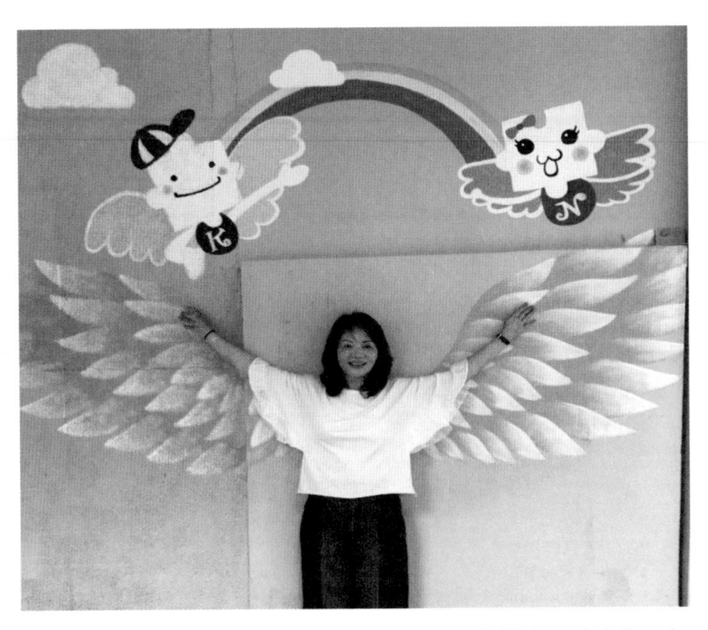

2016年，彭玉燕董事長展開雙臂攝於肯納支持中心（肯納元氣棧）的互動牆前，代表肯納雙老家園計畫啟航。

臺灣到巴西的航程中，被好意的機長給打碎了。那次的飛行，吉爾特別地鬧，無論媽媽如何安撫，都無法讓他平靜下來，不但引起所有的旅客側目，連機長都被驚動，親自過來關心。彭玉燕以為自己會受到責難，甚至她們母子極可能會在轉機時被迫下機。

然而，機長來回看了吉爾兩次後，不但沒有責怪，還安慰她不要自責也不要難過，說這並不是她的錯，他自己也有個十八歲的自閉兒，鬧起來的時候跟吉爾的狀況差不多，他完全可以體會彭玉燕的處境。在這之前，彭玉燕帶吉爾做治療時所遇見的都是年幼的孩子，她從來沒遇過也沒聽說過成年的肯納症者。機長的回應出自善意，卻讓她掉入更深的谷底。那一趟，她一路哭回巴西。

然而彭玉燕的人生磨難還不只這些。

在經歷了失去次子的痛苦、繼而為治療吉爾而長期奔波的疲憊中，她發現自己罹患了乳癌第三期。一想到治療並不會讓吉爾完全「好」起來，他需要的是終身的照顧，她既不能丟下吉爾不管，而萬一自己撒手人寰，她也不忍把照顧吉爾一輩子的重擔讓娘家的親人來承擔。此時她唯一能做的事，就是打起精神，在母親的悉心照顧下，努力爭取活下來的機會。就在她努力抗癌求活的階段時，她獲得加入花蓮肯納園的邀請。

合力起造花蓮肯納園的四個家庭中，彭玉燕是最晚進場的人，其他三個家庭的家長已經構想得差不多了，臨門一腳她才被拉進來。當時的她，重心放在跟自己的癌症五年存活期拚搏。

她之所以義無反顧加入花蓮肯納園，一方面是考慮到，萬一她與死神的搏鬥還

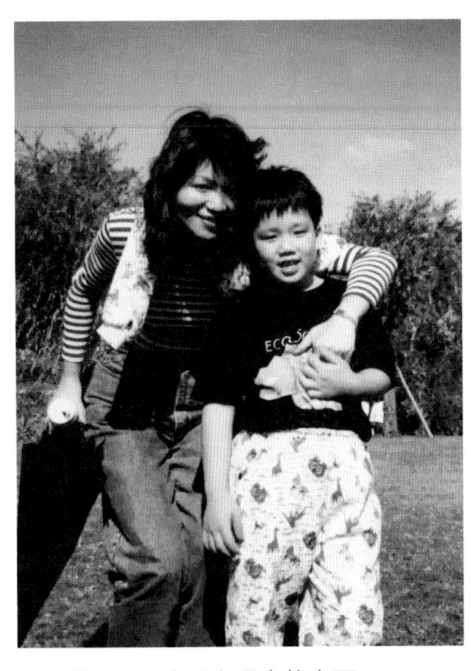

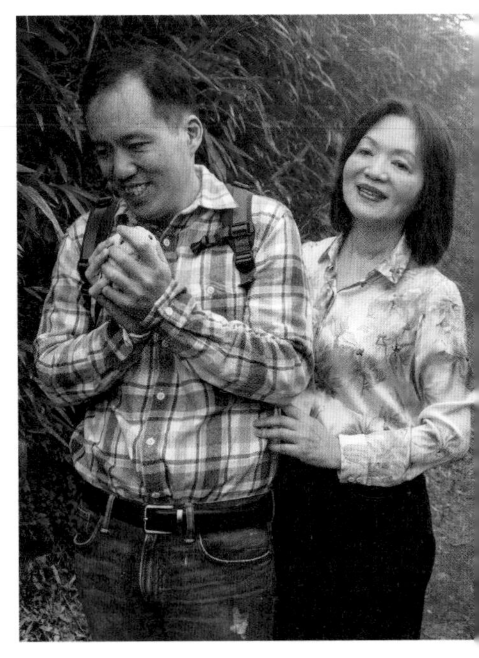

彭玉燕與小小吉爾和長大的吉爾。

是失敗，無法親自陪伴吉爾成長，那麼只要把肯納園蓋好，吉爾也已經和幾個肯納家庭共同生活在一起一陣子了，而且當他擁有熟悉的朋友、得到其他家長的接納，再加上老師們的教導與陪伴，吉爾的世界將不至於因為失去了媽媽而瞬間崩毀。這是一個癡心的母親，在面對生死交關之際，所能夠為兒子做出的最佳設想。

在打造肯納園的過程中，彭玉燕終於決定從巴西搬回臺灣定居。在肯納園建造完成後，由於她還得為事業奔忙，無法像其他家長般直接入住或安排親人陪住，幸好遇上了一位罩得住吉爾、也願意陪伴他的家教——古老師，陪著吉爾一起到花蓮生活。這個階段的彭玉燕，只能當個假日媽媽，週末在臺北等著吉爾回家，平常特別想念吉爾的時候，就衝到花蓮去看他。吉爾見到媽媽，第一時間自然是開心極了，但是很快地，他就會催著媽媽回臺北去，因為在他的既定模式裡，媽媽不應該在週間出現，也不該出現在花蓮，搞得她啼笑皆非，頂多只能在肯納園過一夜，就得趕快離開。

雖然彭玉燕自認為當年對花蓮肯納園的參與有限，還有其他家長比她更直接、更投入第一線的各項工作，但或許也拜彭玉燕這樣若即若離的距離與其豐富的事業經營的歷練之賜，當其他家長和支持肯納園的專家們一致認定，必須透過成立基金會來介入花蓮肯納園經營管理的時候，彭玉燕就成了那個眾人都無異議、也足以承擔起基金會重任，不做第二人想的董事長。

彭玉燕也沒有虧負這樣的託付，肯納基金會自二〇〇四年成立以來，只要是基金會的需求，不管是出錢還是出力，她從來不打折扣，眼睛也不多眨一下，立刻就應承下來。她總說，賺錢只是數字的累積，能夠為肯納群體付出，她感到很榮幸。

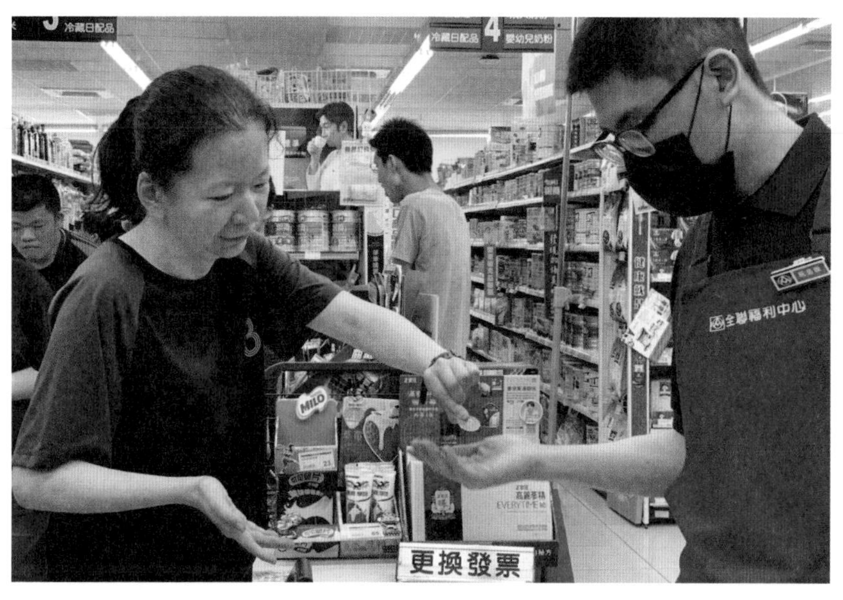

學員小竹正在練習買東西。很多學員在社會適應活動時，會融入週邊環境，看起來就像一般人一樣。

肯納青年就在你我週遭：社區裡潛藏的肯納症者

肯納基金會落腳行義路後，逐漸為街坊鄰居所知，也有少數鄰居主動表達想來當志工。但大多數的鄰人們雖然知道這是某種公益性質的基金會、會有些不太一樣的青年和家長經常出入，但多半搞不太清楚基金會在做什麼、肯納青年又是什麼樣的族群。

基金會斜對面，「明山宮1」公車站牌旁，有家連鎖便利商店，是鄰近區域唯二的兩家超商之一。超商開張後，因為地利之便，自然地成為附設在基金會內的小作所「行義坊」某些學員的愛店。一些自己通勤、無須家長接送的學員，一下公車，都會先步上幾個臺階轉進店裡晃晃，買些點心飲料。店長與店員都清楚這些學員來自對街的肯納基金會，但他們自己從來沒有機緣跨越馬路，踏進基金會那扇總是開放著的窄門，也不甚了解這些客人的特質。這樣相敬如賓的關係，一直維持到有一天，基金會主任周嘉瑜被請到便利超商去為止。

有位功能「好」的學員，竟聰明到把過期食品拿到便利商店去更換同類新品，自以為做得天衣無縫，也不知道這樣偷天換日過多少回，但終究還是被發現了。一開始店長想要報警處理，這畢竟是觸法的事。但經過周主任一番誠懇地解釋，店長終於了解肯納症者的特質、他們單純而直接的思維邏輯，而且沒有犯罪意圖後，決定不去報案，他也不願這位學員就這樣留下案底。

緊接著，店長露出傷腦筋的表情，有點不好意思地說，有個問題想要請教周主任。這下子，換周主任好奇了。

「店裡有個四年資歷的員工，一直讓我們很傷腦筋。他很神奇，可以記住附近社區所有常客的會員編號，只要客人到櫃檯結帳，完全不用多說，他立刻就輸入正確編號幫客人累積消費點數，客人都覺得他超貼心，尤其是上了年紀的客人，覺得我們這家店服務特別好。可是，他只專注在某些工作上，怎麼教他、勸他就是沒法改善，連帶造成其他同事的工作負擔，跟同事也都處不來，除了我之外，幾乎沒辦法跟其他同事好好共事。本來他在另一家店服務，之所以被調到這裡，就是因為人際問題，現在連這間店也快待不下了。他會不會也是一個肯納症患者？」

聽完店長舉的許多實例之後，服務肯納症者十多年的周主任幾乎可以確定，這是一位隱藏版的肯納症者。因為功能「好」，智力沒問題，因此能夠順利求學、求職，或許家人從來也沒帶他去做過鑑定，頂多覺得他個性比較怪、難相處。但問題是，在他的人生當中，往往會不斷上演類似的就職又離職的場面。這位超商店長在毫不知情的情況下，可以包容他四年，肯定他的優點，堪稱奇蹟，而經過周主任「鑑定」與「肯定」後，店長本人也對自己能夠獨排眾議和肯納症者相處、欣賞他的優點，露出自喜的神情。

類似這般，時不時為民眾解惑、非正式幫忙做鑑定，或者接獲民眾來電，詢問各種跟肯納症相關的社會福利資源及轉介問題，也是肯納基金會提供的服務內容

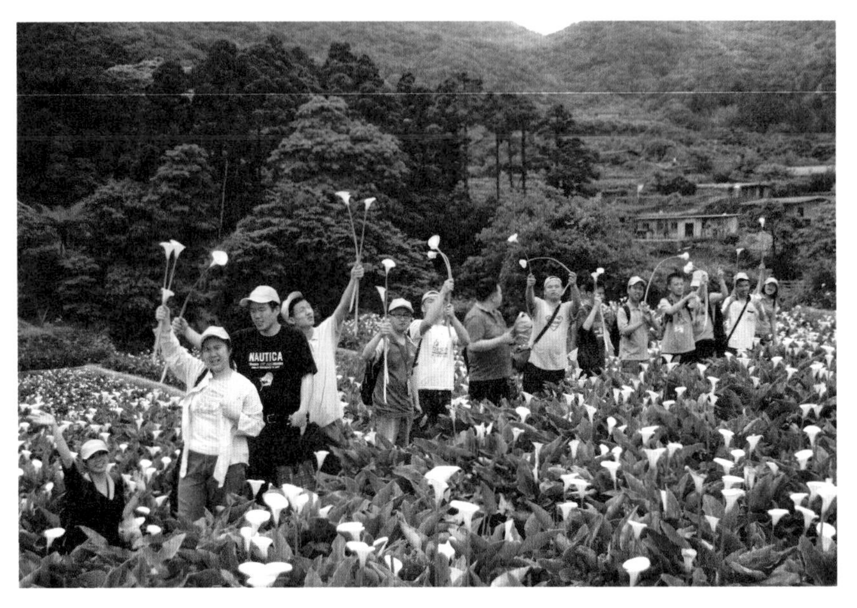

行義工坊為肯納兒所舉辦的社會適應活動，有郊遊（上圖）和攀岩（左頁圖）。

之一。然而，主動地為肯納症者創造機會，讓他們有機會被看見、被了解，讓他們的在場能夠成為社會裡的自然常態，才是當初創立基金會的積極目標。

持續走出去，讓肯納症者被看見

行義路便利商店這個溫馨的實例，讓我們看見，經過溝通與認識，便能進一步理解肯納兒的特性、了解他們實際上並無犯罪的惡意。同時我們也看見，社會上的確有人即使不知情，還是能夠肯定並善用肯納兒的優點。那麼，

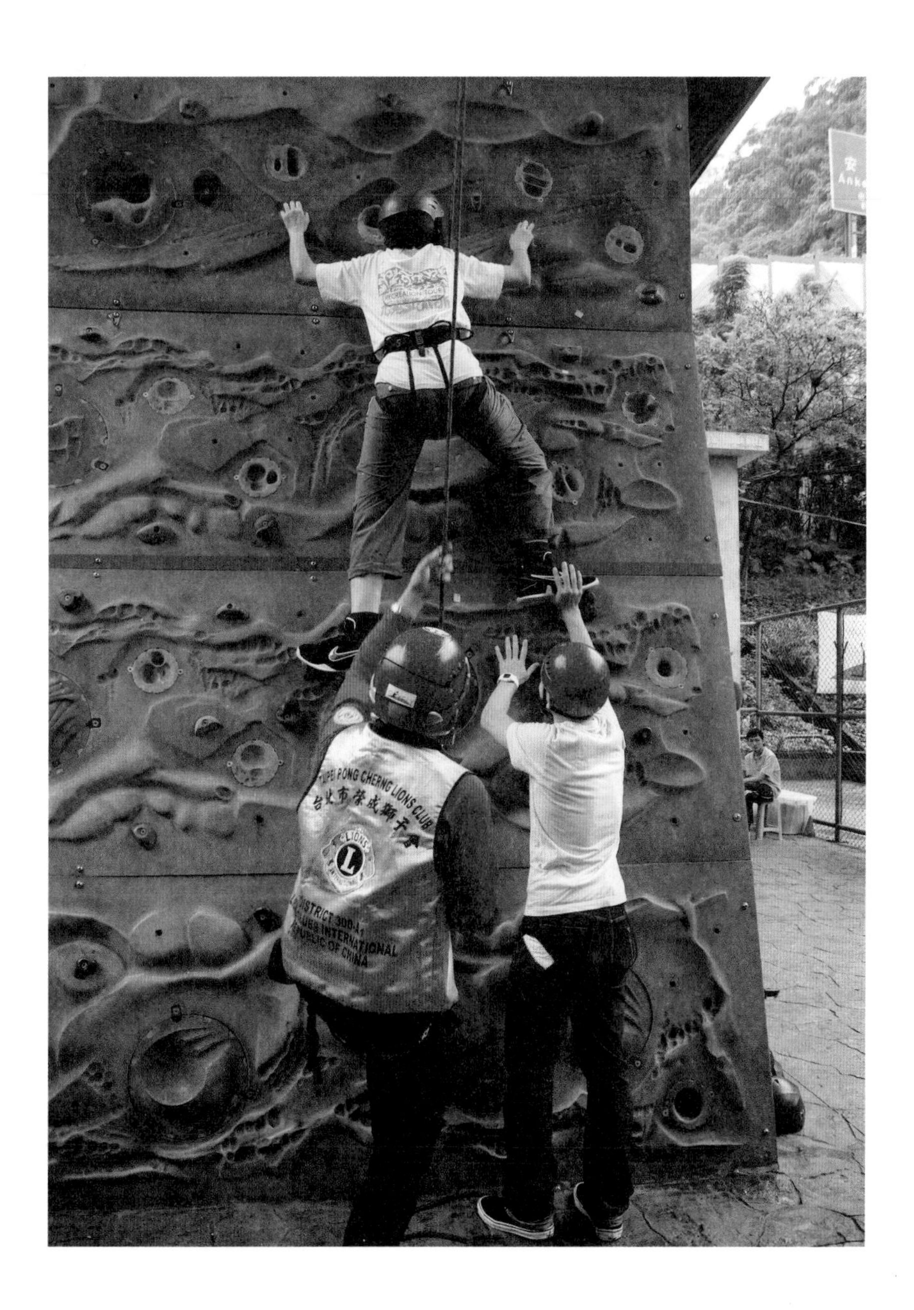
PONG CHERNG LIONS CLUB
DISTRICT 300
INTERNATIONAL
OF CHINA

如果能夠再多一些認識與接納，以及多了解一些和他們的互動之道，肯納症者必定有更多機會扮演適當的社會角色，參與社會並為人群做出貢獻。

除了持續地為肯納症正名之外，對於基金會來說，讓社會大眾多了解肯納症者最直接的方式，就是主動創造機會；基金會接受雙北市政府社會局委託經營的六個小作所，將近一百二十位學員，每人每個月最基本會被安排參與兩次社區適應活動，只要持續走出小作所、來到戶外，就能夠被看見，一旦被看見就有機會被多理解一些。

所謂的社會適應，以董事長彭玉燕的話來說，就是由教保老師帶著肯納青年出去吃喝玩樂，讓他們看看社會，同時讓大眾看看他們。至於「社會適應的場所」，可以近到只是在小作所鄰近的公園走走晃晃、曬曬太陽、做做運動，也可以是透過大眾交通工具在大臺北各地區活動，當學員們持續地走出去、被看見，旁人看多了，也就越來越不會有異樣的眼光了。

近二十年來，社會大眾對於心智障礙者的接納度，的確是有改變，這跟家長們與特教體系攜手不斷促進特殊需求青年們走出去，大大有關。另一種社會接觸，則是應企業界或社區各界的邀請，讓肯納青年們以鼓樂表演的方式做公益演出，

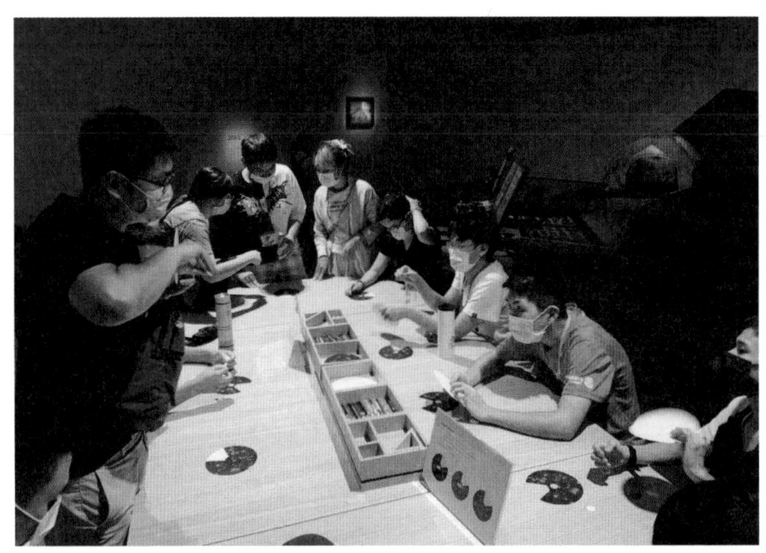

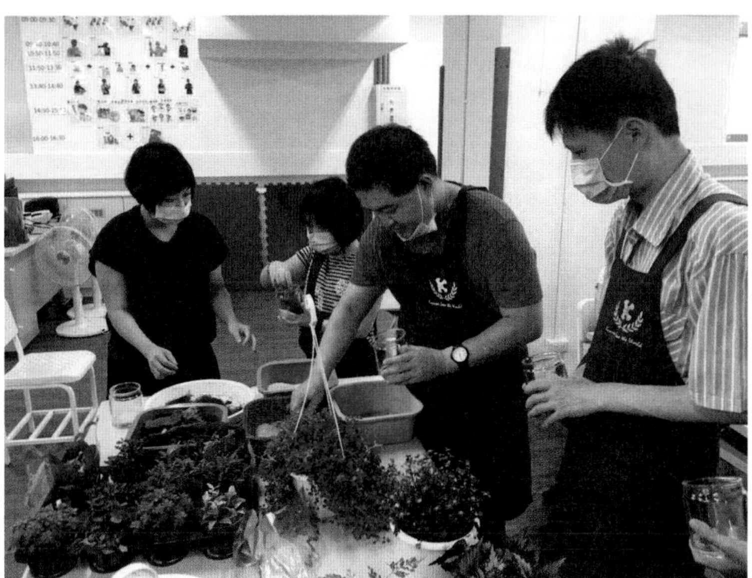

健康工坊的社會適應活動：一起勞作吧！

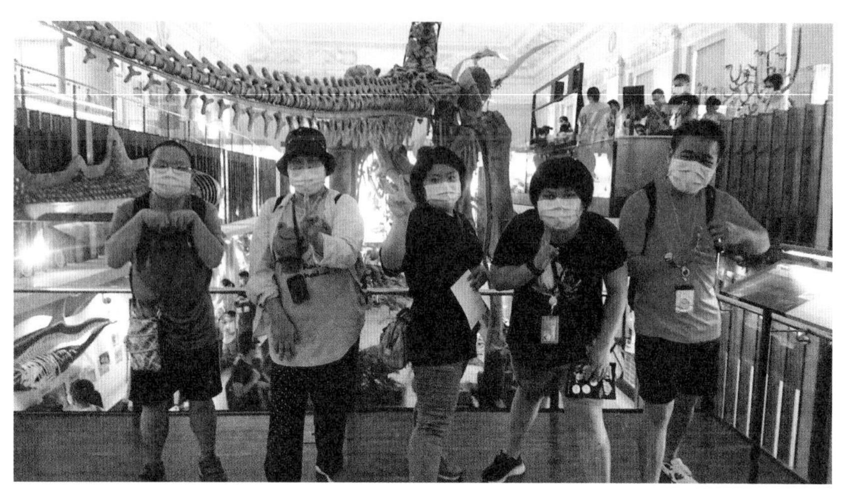

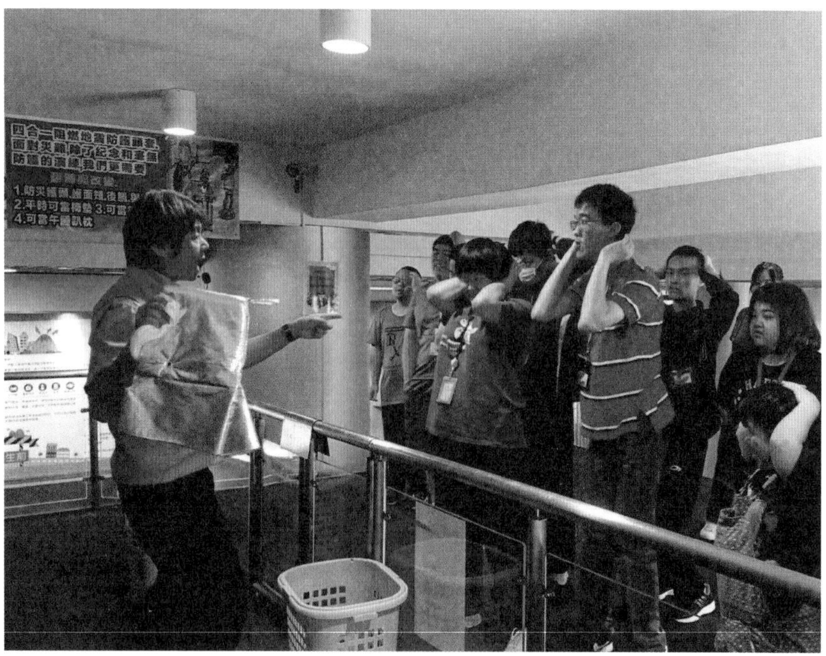

新店工坊的社會適應活動，參觀博物館。

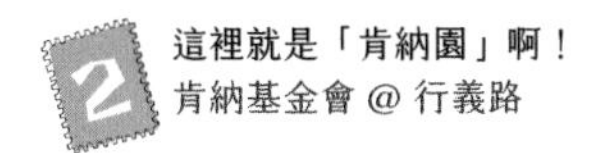

或是應邀參加公益性質的園遊會擺攤曝光。

此外，只要每創立一個新的小作所，執行長張素媚總會帶著小作所的社工員去做鄰近的社區拜訪，讓所在社區的里長、警察局、店家認識、熟悉他們，也是主動爭取被認識的機會。

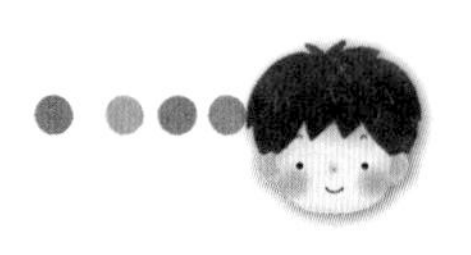

你所不知道的肯納兒

「看我看我，我唱歌給你聽！」

「阿雰，你看我，我表演周蕙的〈眼睛〉給你看！」

在肯納小作所「新店工坊」的均均，隨身總是戴帶著耳機，習慣一個人沉浸在音樂世界裡，見到他的時候，經常是自顧自地哼著歌，他也確實有一副好歌喉。均均的外型白皙壯碩，就像一般肯納症患者一樣——對於食物有自己的偏好及固著性，不會主動運動。家長常需要結合教保老師的力量、與肯納兒鬥智，才能讓他們在不知不覺中接受比較健康的飲食，並透過各式律動課程維持體態不過胖。然而在性情上，均均卻又一反大多數人對肯納自閉症不理人的既定印象，他不但會主動與他人打招呼，不怕生，而且最喜歡唱歌或表演模仿給喜歡的對象看。均均特別欣賞短髮女生，活潑的他也不斷在認識新朋友。只是，他有個「小小的煩惱」，那就是他常常很想模仿或唱歌給喜歡的朋友看，但是對方並不一定都能夠立刻給他回應。

剛開始均均會很生氣，強烈希望對方可以專心聽。經過長時間的人際互動後，他多少還是學會了等待及尊重，比較能夠耐心等待對方忙完之後再看他表演，也知道當他人正在說話，就沒辦法立刻回應。

如果你在肯納的新店工坊附近看到有人在碎念：「他在忙，我要等待。」然後在等待之後，很開心地表演或唱歌給某人看時，說不定就是遇到均均囉！③

③ 更多關於均均和均均媽的故事，請見本書第六章〈團結力量大——為肯納莊園不顧一切的各界人士〉。

3

歡迎光臨，肯納元氣棧！

又到了週二，這天是肯納青年子修固定在「肯納元氣棧」Kanner Café實習的日子。

二〇一五年子修剛來實習時，由於先天上肢體不大協調，原本走起路來就不是很平衡，加上個性又急，手上端著的咖啡，一路搖搖晃晃送到客人面前時，往往只剩下半杯。還好來店裡的客人總是非常包容，不僅接納，甚至還能享受這種「不完美的服務」。在職訓老師悉心引導下，幾年下來，子修的服務品質

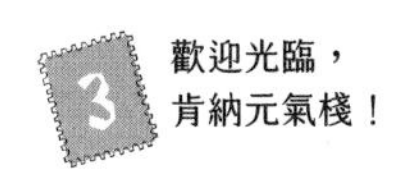

提升很多，也累積了不少粉絲，他們可是會刻意在子修值班的時候來捧場呢！

其實，粉絲們並不只是為了喝上「半杯」咖啡而來。有些人會一直待到子修四點實習結束後，聆聽由子修擔綱演出的按鐘表演，這才是他們造訪的重點。無論當天的表演狀況如何，無論曲目是否一成不變，他們永遠報以熱烈的掌聲，不吝給予熱情的喝采。

也正是這每星期儀式般的固定表演，讓肯納元氣棧不只是一間咖啡館，同時也可以是表演廳，更是精心設計過的友善環境。位於臺北市和平西路、三元街交叉口，這幢白色牆面的四層樓透天厝，雖然位在市區的三角窗地帶，卻曾經是荒置多年的蚊子館。

二〇一二年初，專門照顧成年肯納症患者的肯納基金會向財政部北區國有財產局承租了這棟房舍，經過兩年整修，透天厝變身為沐浴著陽光的玻璃屋，一樓有對外營運的店面，取名「肯納元氣棧」，是一般民眾得以自然接觸、認識成年肯納症者的好所在。

肯納元氣棧是提供肯納青年工作的肯納實習商店，也是肯納基金會十六年來陸續建置的幾個不同功能的服務單位中，唯一完全對外開放的場所。每週一到週五，早上十點到下午五點，這裡提供咖啡、甜點，販售肯納青年手作產品，也有像子修的按鐘表演這樣的固定節目，吸引忠實粉絲光顧。

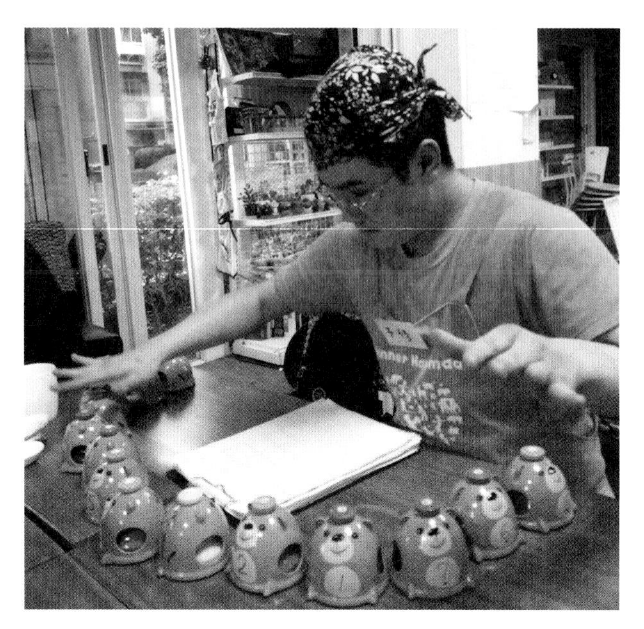

子修固定在週二於肯納元氣棧的「按鐘表演」，是許多客人們最期待的活動之一。

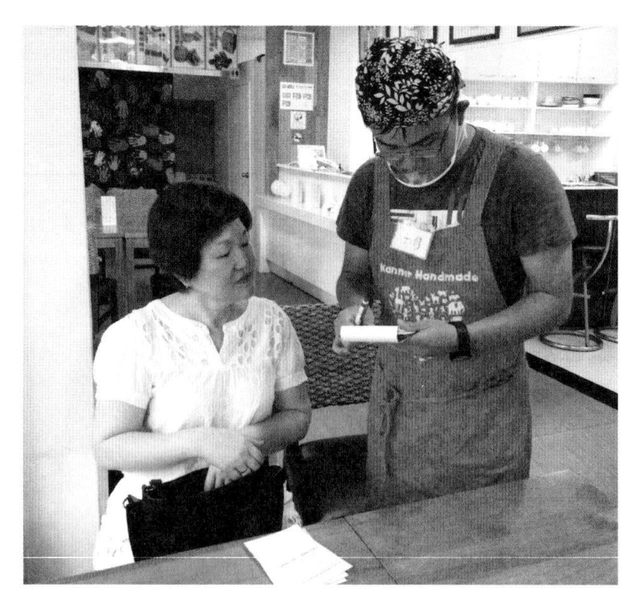

子修在元氣棧替客人服務點餐。

一家專為肯納青年打造的實習商店

如果未經引介、偶然來到肯納元氣棧的朋友，剛開始可能會以為這是一家尋常的咖啡館，但若聽到口齒不太清晰、眼神不大看人、用機械般的節奏大聲喊著「歡迎光臨」的服務人員，再看見旁邊還跟著一位像是指導員的人，這時候或許會猜測——這大概是一家社福團體經營的「庇護商店」吧！但肯納元氣棧並不算是符合社福規範的庇護商店，為什麼呢？

所謂庇護商店，是指由服務身心障者的社福團體所開設、提供身心障礙者工作的商店，有一些工作流程的設計，並搭配就業服務員。販賣的商品有一般商品，也有社福團體開發的特定商品。在庇護商店工作的障礙青年們由於需要面對消費者，必須具有不害怕陌生人的特質，才能勝任。另一個與庇護商店聽起來很相似的，則是「庇護工場」，主要由所屬的社福團體對外開拓訂單，或者也有支持公益的廠商會主動下訂單。工場接單後，障礙青年在教保老師的引導下，學習製作出產品，在這段過程中，障礙青年只需要執行作業流程，無須直接面對外界。這兩者設立的用意，都是為了提供具有就業意願卻無充分就業能力的身心障礙者，

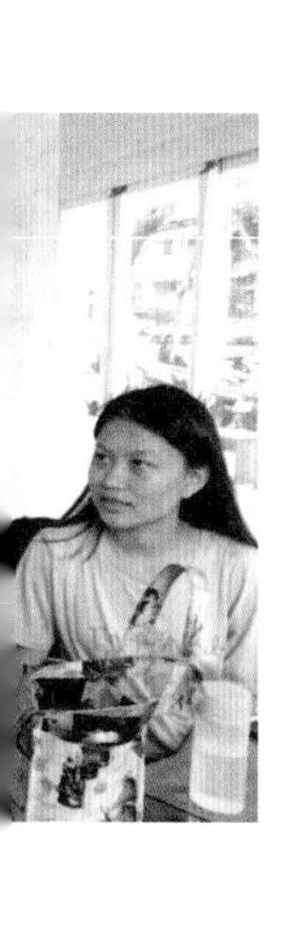

一個庇護性的職場。在庇護商店或庇護工場工作的身心障礙者，可以獲得薪資，但由於受限於他們的工作產能、以及商店或工場的營運狀況，通常很難比照一般的行情支薪；有部分身心障礙者，在經過這樣的工作訓練後，也能夠碰上願意接納的店家或業主正式僱用，那麼他們就會等同一般工作者，享有勞基法保障的各項權益與薪資標準。

進入肯納元氣棧，消費者可以在這裡買到肯納青年製作的產品，也能看到肯納青年前來招呼、點餐、送上咖啡或點心，看起來就像是庇護商店，但這裡卻不是庇護商店，而是一個無法符合現行任何社福規範的「過渡機制」。

怎麼說是「過渡機制」呢？

由民間提供身心障礙者庇護與工作的場所雖是件美事，但是障礙者要能夠進入庇護型職場工作，還是有一些條件，包括必須通過一定的能力評估，確定能夠勝任工作後，才可以錄用。除了工作能力，由於庇護型職場經常是工作小隊的編組，除了要能夠自己執行任務，也要能夠和他人相處，並能接受就業服務員的帶領。

而承辦庇護型職場的社福團體，必須願意扛下開拓業績的責任，才有機會獲得政府補助，坦白說，

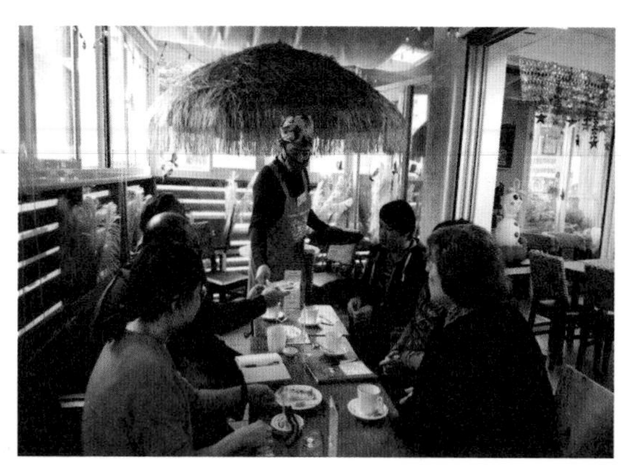
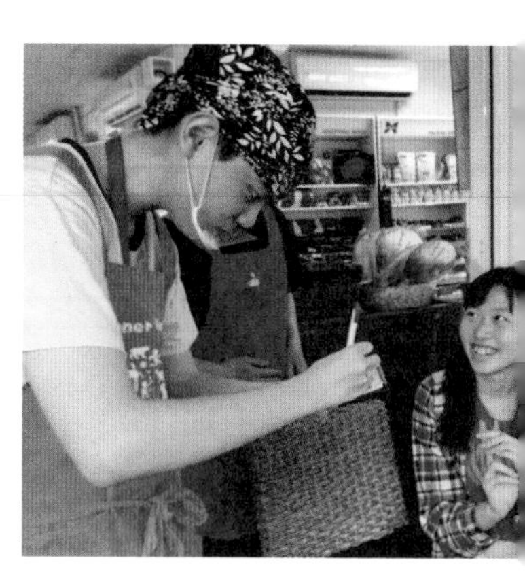

孩子們在肯納元氣棧服務客人的情況。

由社福機構辦理的庇護性職場，若缺乏政府挹注經費補助，往往很難維持下去，即使獲得政府補助，最後還是經營不下去的情況，並不少見。

肯納青年的專注力很難讓他們維持長時間工作，情緒方面的管理更是一大罩門，如果真要按照庇護商店的進用標準來做職業評估，不僅能通過評量的人寥寥可數，生性敏感、對陌生人事物極易焦慮不安的肯納青年，在所有的評量開始之前，恐怕就會落荒而逃，什麼評估也做不成吧！這使得肯納元氣棧無法符合公部門定義下的「庇護商店」，自然也無法接受公部門任何經費補助。

然而，肯納基金會打從創立起，就把焦點放在：怎樣做，才可以盡最大的可能讓肯納青年得到成長和學習，就算青年們不易符合庇護性就業的標準，但是經過持續的學習及培訓，能力還是可以增長。譬如讓他們例行的生活作息多一些變化或是和同溫層相處，並在友善的環境下和外界練習互動，又或從實習過程中獲得來自客人或老師的鼓勵，都能讓他們的能力成長、增加他們正向的生活經驗。縱使沒有得到公部門資源的支持，為了彌補既有社福系統的缺口，作為「過度機制」的元氣棧，還是被創造出來了。對無法進入庇護商店的肯納青年來說，元氣棧是非常重要的實習環境。

肯納基金會之所以會開設這樣一家社區型實習商店，靈感源自於執行長張素娟過去在特教學校服務時期的經驗。張素娟曾參與創辦校內營運的實習咖啡館——陽光屋，她確定這類對內經營、只對少數人服務的模式，肯納孩子做得來，因此當基金會承租了這幢透天厝，便決定成立這樣一間肯納實習商店，也刻意選在二〇一四年四月二日「世界提高自閉症意識日」正式開張。雖然沒能得到公部門的資源，基金會的社工部門還是積極爭取到聯合勸募協會或其他企業團體的人事費補助，以便長期聘請有經驗的專任職業訓練老師，培訓孩子們學習店裡的各項工作。

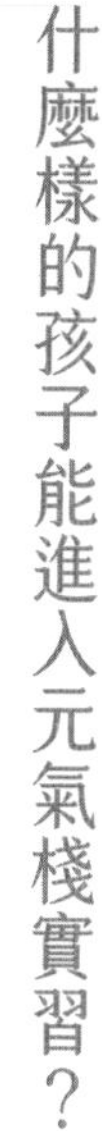

什麼樣的孩子能進入元氣棧實習？

元氣棧最主要的實習生來源，是來自於肯納基金會的六個小作所（小作所的作業方式類似庇護工場，但不強調工作產能，也沒有業績壓力）。元氣棧所在的透天厝的四樓，就設有一個小作所——和平工坊，這是肯納基金會正式接受政府委託辦理的第二個小作所。

位於和平西路及三元街口的肯納元氣棧。

從四樓到一樓，就在同一棟樓房裡、只是垂直上下的距離，但任何一位肯納青年要能夠從小作所進入到元氣棧實習，卻不是從樓上直接走到樓下

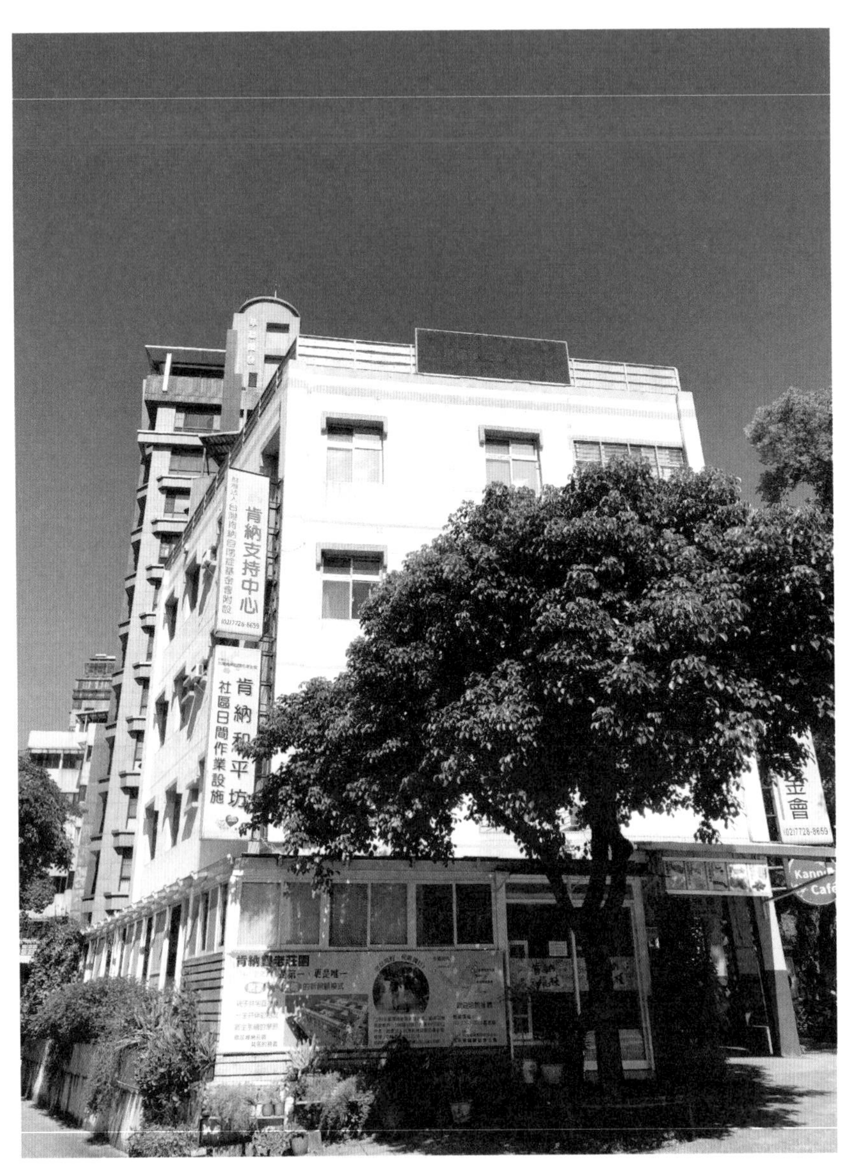

肯納元氣棧外觀。

這樣近的距離。唯有當肯納青年的情緒、能力等狀況長期保持穩定，才有可能從小作所晉級到元氣棧實習。

「在小作所一天只要保持四小時在作業狀態，其他時段就會安排學習或休閒活動，相對輕鬆，但如果來到元氣棧實習就要有六小時的持續力，這對肯納症者來說，時間、體能、持續力都是門檻。」肯納元氣棧資深職業指導老師表示。況且若是元氣棧突然間生意太好，無預期地湧入異常多的生面孔，也會造成肯納青年的不安與壓力，連帶地容易有情緒反應。

能到元氣棧實習，除了是綜合能力評估下的結果，也因為有比小作所稍微多的獎勵金，對於某些有金錢概念的學員，算是一種正增強的誘因，實習所得的獎勵金，可以用在他們每月隨著教保老師外出「社會適應」時使用。不過，獎勵金總是要累積到下一個月才能支領；於是，最直接的回饋，是當職訓指導老師發現實習的小團隊裡，有人表現良好，那麼當天就會在休息時間讓大家吃一些點心，基本上，人人有獎，只是表現好的人會多那麼一些些，不會有人被冷落。

元氣棧開辦以來，除了提供基金會所照顧的青年實習機會，也會收到在高職或大專就讀的肯納症特教生提出的實習申請，幾乎每年都有特教生在師長的安排下前來參訪。

這些功能較高的肯納青年所就讀的餐飲科系、綜合職能科會要求學生進入職場實習，但實際上他們很難進入一般商業取向的店家實習。因此這些特教生雖不是肯納基金會長期服務的對象，但由於這裡的環境、氛圍能讓他們情緒保持穩定，且店裡人潮說多不多、說少不少，能帶來合宜溫馨的互動，卻不至於忙到讓他們產生焦慮感，即使偶爾發出怪聲音、碎碎念，或是出現固著的行為，客人們也都司空見慣，不會另眼相看，可以說是最佳的實習場所。

此外，由於肯納元氣棧有熟悉肯納症的職訓老師可以提供指導，元氣棧目前已經

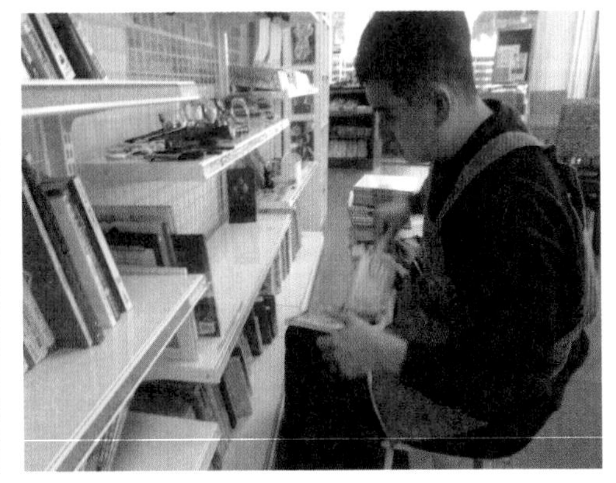

孩子們在肯納元氣棧實習的樣子。

是大專特教生們在大臺北地區實習的重要選項之一，已有多位肯納特教生順利完成實習，這也是元氣棧發揮的另一項社會功能。

為元氣棧升溫的子修媽媽

除了肯納青年、老師，最常在元氣棧來回穿梭的，就是家長們了。其中，除了不時來開會的基金會董事長彭玉燕，住家就在元氣棧附近的子修媽媽，說不定是最常光顧元氣棧的家長。

子修媽媽的退休生活過得多采多姿。修媽二〇一五年從小學教職退休時，才五十歲，這麼早退休，可不是為了享受退休後的人生，而是為了好好陪伴已經離開義務教育體系的寶貝兒子子修，希望他在肯納的小作所、元氣棧的規律上下班作息之外，還能持續保有豐富多元的學習與社會接觸。

「全心全意的陪伴，是我對孩子展現的最大誠意……」修媽如此自我期許。二十多年的陪伴很難，全心全意的陪伴，更難！

特別的孩子，都有一些特別的脾氣、執拗的堅持與奇特的「儀式」，難免引爆媽媽的情緒。而「全心全意的陪伴」則意味著，媽媽當下必須吞下這些情緒，然後，面露微笑故做輕鬆地繼續後面的行程。

修媽經常帶著朋友有限的子修，積極走入自己的朋友圈，一起爬山、郊遊、聚會、看電影、聽音樂會……只希望擴大孩子的視野及朋友圈——這才是她退休的初衷。

臺灣社會真的非常溫暖，當子修母子連袂出行的時候，經常接收到許多善意的對待。由於子修「看起來」功能不錯，教人不容易拿捏他的障礙程度，經常令人誤以為學習對他是一件容易的事，於是子修媽媽不斷會接收到各方提議讓子修加入學習各種才藝的邀約。面對熱情的邀約，子修媽媽每每感到盛情難卻，總是不忍辜負大家的好意，最後的結果就是她親自參與學習，有時也需要配合登台演出。在他人眼裡豐富多彩的退休生活，換個角度說，其實是代替子修回應眾人善意的結果。

其實當子修還在讀小學時，修媽就聽說過花蓮有個肯納園，可以讓家長和孩子同住，共同生活，一起老去。但那時擺在眼前的是更傷腦筋的事：有過動傾向的子修，連日常生活常規的訓練都尚未就緒，根本不敢奢望其他。懂得知足感恩的修媽回想過往：子修從一般小學的資源班讀起、國中起進入特教學校，求學之路雖然辛苦，但至少一路走來都有學校可念，也不會被提早請出學校。修媽那時離退休還早，最迫切考量的事項並不是孩子的老後這樁事，而是每天日常的大小挑戰；再想到肯定有許多人排隊等著進住花蓮肯納園，哪裡輪得到他們家呢？

直到二〇一四年，子修差不多快要完成特教高職學業的時候，修媽的學生家長熱心告知她，肯納基金會有個小作所在和平西路就要開張了。她這才知道，竟然在住家附近就有這樣一個走路就能到的寶地，且跟她慕名已久的花蓮肯納園系出同門。行動力超強的她，便以最快的速度接觸基金會，成為肯納元氣棧強而有力的參與者。她除了積極參與基金會的活動、邀請自己的親友來當志工，也主動邀集同事、朋友、過去服務學校的志工媽媽，固定到元氣棧聆聽子修的音樂表演，連帶炒熱了元氣棧的人氣，更重要的是，創造了元氣棧的實習生更多接待客人的機會。好幾個固定使用元氣棧場地的學習社團、課程，追溯起來，都跟子修媽媽的親友、社交網絡相關。

陪著子修一路走來，縱然跌跌撞撞，但只要有可能讓子修的情況變好一些些，儘管只是一些些，修媽必定不辭辛勞全程相伴，而子修也從當年那個一刻都安靜不下來的小小過動兒，轉變為現在代表肯納基金會外出參訪時優先考量的青年之一了。「總是要讓人家看看，才能多認識肯納症的孩子啊！」修媽說子修的情緒比較穩定，是「出現在公眾場合，讓外界有機會了解肯納兒」的合適人選。

從特教高職畢業的子修，狀況並沒有好到足以成為一般大學裡的特教生，也無法進入以就業為導向的庇護工場。肯納家長最擔心的，無非就是一旦脫離學校體

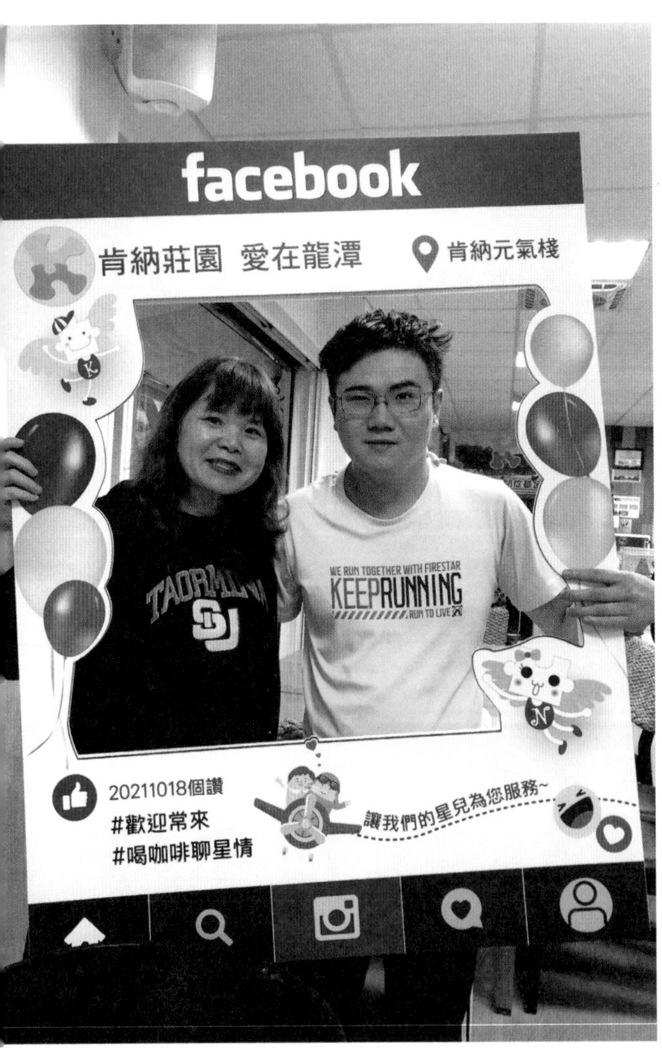

子修媽與子修。

系，在家裡賦閒一陣子就會開始退化——肯納兒需要持續操作，才不會遺忘曾經習得的各式技能；家長也必須對他們保有明確的期許、要求、正增強的鼓勵，才會激發孩子學習的動力。當她知道子修從高職一畢業就能無縫接軌到肯納基金會提供的支持系統，而且近在咫尺、從家裡走路就能到時，心情只能用萬分感激來形容。

不過，每個肯納青年的家長心裡都有數，從孩子離開校園到進入法定年齡的老年養護階段，中間有四十多年的漫長歲月；肯納青年像一般人一樣有學習、休閒、社交等種種需求，但他們自己沒法像一般人一樣隨著生涯變化而為自己做出不同安排。肯納的小作所、元氣棧實習商店，可說是目前較能滿足這些需求的場所。然而，如果家長希望孩子在成年的歲月能過著豐富、有趣甚至精采的生活，以目前的環境來說，除了繼續親自陪伴，實在別無選擇。

人氣有點旺但不宜太旺的元氣棧

經過熱心家長們的推波助瀾，每週一、二、五的下午，除了一般的客人，元氣棧裡開始有了學唱日語歌的民眾、做拼布的太太小姐們，甚至還有命理班！原來，相較於咖啡館或是連鎖速食店，元氣棧裡的空間、人潮剛剛好，又有足夠的大型桌面，適合上課或者做手工藝。許多團體來此預約時段，只要採用低消的方式，即可達到上課、辦活動順便支持公益團體的心念。

週二下午除了命理班，還有固定來聽子修按鐘表演的粉絲團，是一週之中人氣最旺的時段。若剛好碰上節慶前夕，店裡還會擠滿趕工包裝節慶禮盒的工作人員，簡直就快把場地擠爆了！不過，人氣旺對一般咖啡店雖是求之不得的好事，對元氣棧卻是需要謹慎以對的情況。由於肯納兒的情緒易受外界影響，萬一人潮太多讓孩子情緒太高昂，反而會引起混亂，因此每逢週二，職訓老師會安排情緒較穩定的學員來值班，才不會因為來客太多，上演實習生情緒大暴走的場面。就這樣，元氣棧的最佳狀態是「人氣有點旺，又不太旺」。

週二下午的表演剛開始時，需要子修媽媽大力邀請過去學校的同事或志工媽媽來捧場、壯大聲勢，不過名聲傳開後，也有新面孔的粉絲主動報到了。子修的場子之所以能歷久不衰，可不單只靠親友捧場，他情緒穩定、不輕易被人潮影響，無論聽眾是熟悉臉孔還是新朋友，總是能穩定地表演拿手的〈望春風〉、〈康定情歌〉、〈月亮代表我的心〉、〈小城故事〉、〈歌聲與微笑〉等名曲，表演結束後則一貫淡定地接受粉絲團的打賞。

子修有個綽號，叫做「Line神」，他擅長使用智慧型手機，天生內鍵的固著性特質、不容易害羞，正好適合用來開發聽眾和定期經營粉絲。只要見到新面孔，

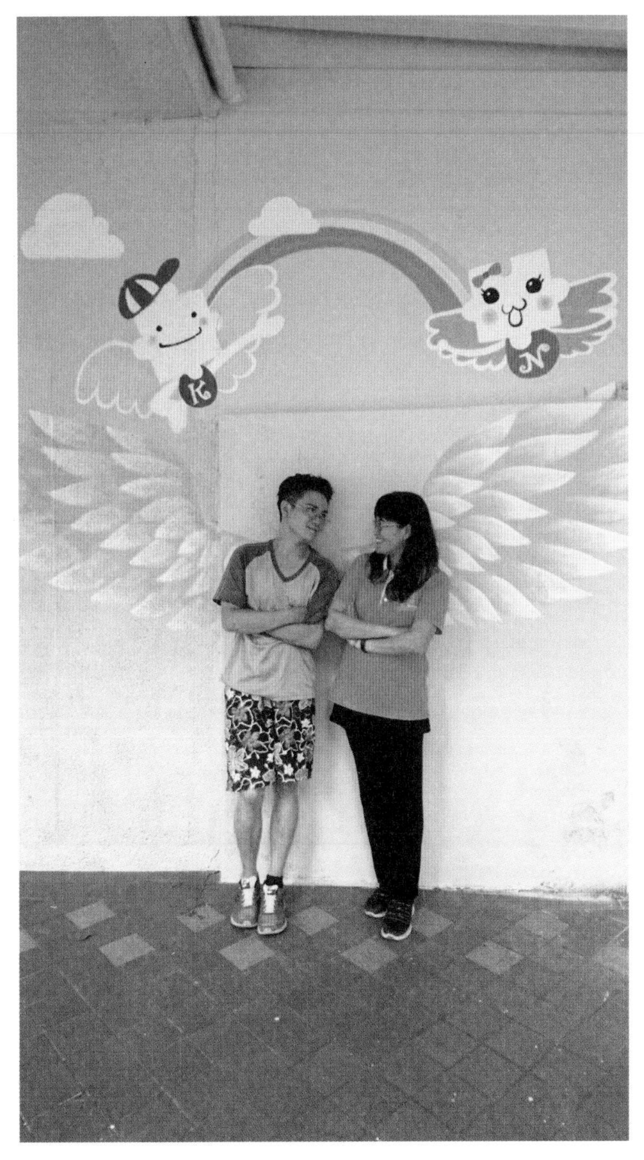
子修與每週二來看他表演的粉絲合照。

子修一定二話不說，拿出手機，先加Line朋友再說，而且只要加了Line，每到週二前夕，他必定會事先通知Line友們別忘了來看表演，還會很直白地提醒大家：「記得準備好零錢打賞用喔！」對於演出者與打賞者雙方來說，這就是週二固定的儀式。

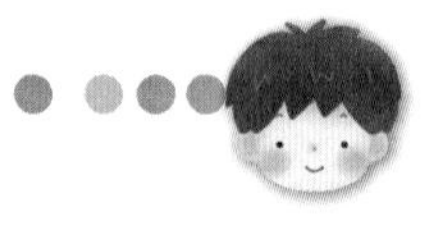

你所不知道的肯納兒

我們的孩子，笨得剛剛好

家有肯納兒，家長們就不會開懷大笑了嗎？

在聚會裡，家長們總愛聊自家發生的各種又好氣又好笑的事：

「他把剛剛炸好的排骨，放在洗衣機裡，只為了想看排骨在水中旋轉的樣子……」

「牙刷，是他小時候隨身帶的玩具……」

「只拿十元就去便當店說要買便當……人家當然不賣給他，他還疑惑地問：『錢』可以買東西，十元就是『錢』啊！為什麼不能買？」

「看到媽媽被他氣到哭了，趕緊伸出雙手要接住媽媽的眼淚，才不是知道自己做錯事，只是因為他不喜歡看到眼淚滴到桌上去……」

說起一則則孩子的實境秀，每每都讓家長們爭相爆料，笑聲盈室。

肯納基金會董事長彭玉燕有句名言：「我們的孩子，笨得剛剛好。」

他們從來不必為了考上好學校去補習，不必寫一大堆試題，不必看不喜歡的教科書；長大後，不必拚命找工作，當然也不用在意工作是否符合自己志趣，也不須以努力工作換來少得可憐的休息時間，更不會在年長之後才猛然發覺，大半輩子只有工作，錯過了嗜好的培養，而休閒娛樂，只剩下眼前的那一臺電視。

他們一生不必擔心學業上、工作上、家庭上、健康上……是否會有危機。

做父母的也但願，當終要永別的那天來臨，一輩子都保有赤子心的他們可以倖免那撕心裂肺的傷心與痛苦，期望到那時，他們也笨得剛剛好……

4

青春洋溢的小作所

以肯納症者為服務核心的小型作業所

小作所，是一個可以讓離開校園後的肯納青年來「上班」的地方，這裡除了做手工，還可以上各種藝文或資訊課程，每個月兩次戶外活動則是學員們的最愛。

在小作所的各項學習活動中，都有檯面上的目的，譬如：鼓樂課可以促進學員們律動、增強或維持體能、訓練手部肌肉，同時也培訓他們的表演能力、面對觀眾不怯場的勇氣。除了這些看得到、想得到的目的之外，教保老師們也會暗藏一些其他的教學目標，有時看起來像是在「捉弄」學員，實際上卻是要培養他們的判斷力與自信心。

位於肯納元氣棧四樓的小作所「和平工坊」，鼓樂課由教保老師蔡微芳親自擔綱，為了激起學員的興趣，盡量安排時下流行或學員喜愛的歌曲讓他們嘗試，而學員喜愛的曲子常常是跟著父母聽到的，事實上已是有點年代的歌曲。

為了確定大家上課時都聽懂老師在講解的內容，阿芳老師不時都要 cue 一下學員回答問題。有趣的是有些學員完全信任老師，常常不經思考，眼睛看到什麼就回答什麼，因而鬧出不少笑話。

譬如：練習伍佰的〈浪人情歌〉時，老師一邊會問學員這首歌是誰唱的？一邊手指比出六的手勢，大家看了就直接說六佰，當老師回問：確定嗎？這時學員又看見老師手指頭比了八，立刻又改口說八佰唱的……

大夥兒始終就是搞不清楚是幾佰唱的。如此訓練了約半年，每月四次的提問及澄清，才記下〈浪人情歌〉是伍佰唱的。

還有一次，練習五月天的〈傷心的人別聽慢歌〉，老師同樣問了大家：「是幾月天唱的啊？」看到老師比「二」，就說二月天，老師比七就說七月天，好不容易才答出了正確答案後，老師又問：「確定嗎？」大家再看到老師比「四」，瞬間又改為四月天了！

這個搭配鼓樂課順便做的「眼見不為憑」的練習，是用來顛覆肯納青年的慣性，讓他們了解一個道理——看到的不一定是對的，還要用頭腦想一想：「到底正確的答案是什麼呢？」

這個過程同時也在訓練學員的自信心，若有十足把握，就可以不被眼前的事物所影響。雖然通常要歷經約半年的時間，學員才會很確定到底是幾佰或幾月天唱的，但接下來不管老師手勢再怎麼變，學員們都能不為所動地說出正確答案，這就是訓練肯納青年必經的歷程。

不過，即使經過長時間的訓練過程，也偶爾會有破功的時候。某一次在表演前的加油集氣時間，阿芳老師用兩隻大拇指比向自己，大聲問：

「這次表演，看、誰、的？」

原本預期大家會一如平常練習時回答說：「看、我、的！」

結果居然是全體默契十足地說：「看︿阿︿芳︿老︿師︿的！」

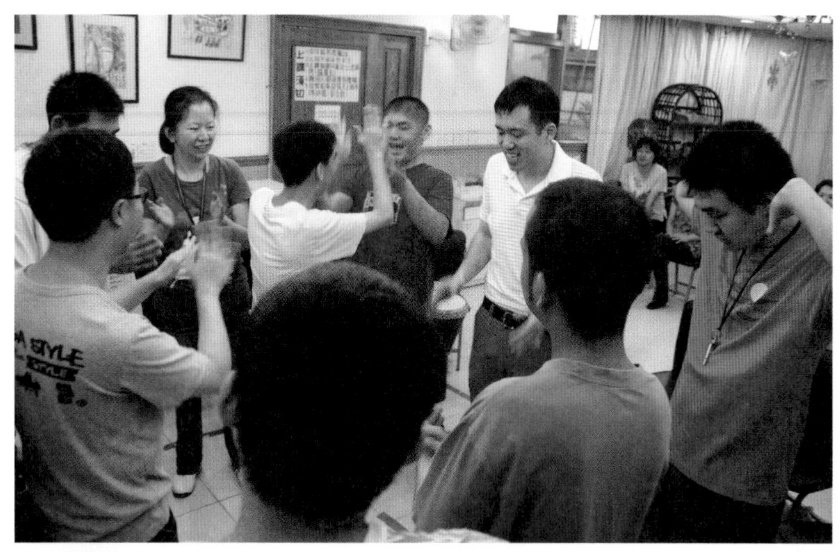

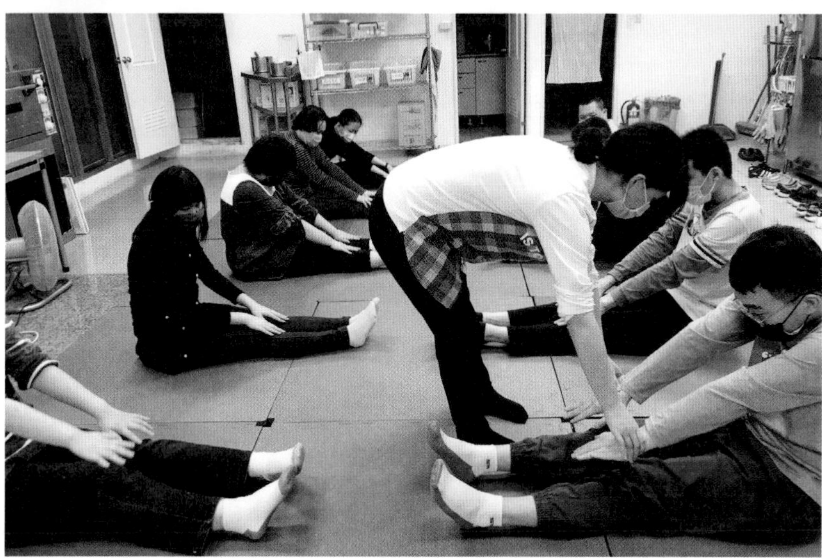

小作所週末的樂活活動（上圖）。學員們下午在小作所的上課情形（下圖）。

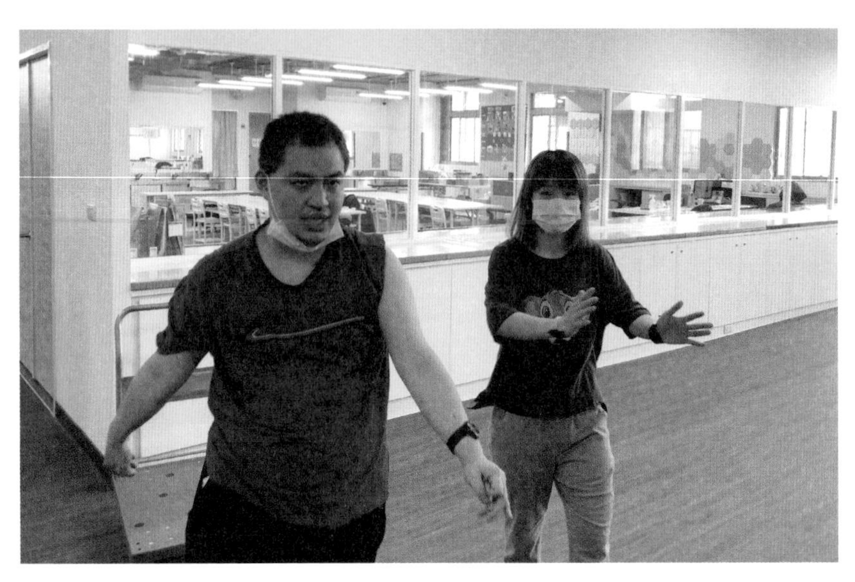

教保老師指導肯納青年昆峰的樣子。

既是來「上班」，更是來快樂學習

肯納基金會除了經營和平西路的肯納元氣棧咖啡館以作為少數功能較好、也有實習意願的學員接觸大眾的管道外，亦透過承辦「小作所」，擴大了對肯納家庭的服務。基金會早年只能服務少量的肯納症者，即使辦理營隊活動，一次也只能短暫服務幾十個家庭。但經由逐步承辦雙北市的小作所，如今有一百二十個家庭可長期得到服務。

這個一般通稱為「小作所」的社區日間作業設施，肯納青年們看起來是來這裡「上班」，但實際上並不盡然。取「作業設施」這麼拗口的名稱，主要是強調此處是藉由「作業」的形式，讓他們繼續參與活動與學習，因此這裡並不算是就業環境，當然稱不上「上班」；進入小作所的青年，不但不會領薪水，且依照政府訂定的標準，家長每月需要支付三千元的學費。小作所比較像是學校的延伸，也是障礙青年離開特教學校後的終身學習機制。他們與教保員之間也以師生相稱。小作所的日常作息設計，像學校一樣有明確的課表；要是某些學員因故必須離開，或是轉到別的小作所去，教保老師們還要煞有介事地舉辦「畢業典禮」，以便對離開的人跟留下來的人做個「交代」——畢竟同學「必須中途離開」這件事對敏感的肯納青年來說是很大的創傷，如果天天相處的同學就這樣莫名其妙不見了，他們可能會難以接受呢！

至於「上班」的內容，肯納青年們經過培訓與分工，在小作所裡每天會有四小時的作業，包括代工、產品包裝，例如手工餅乾、手工皂、咖啡禮盒等，當工作告一段落，每天還有不同的活動課程，讓他們充實度過白天的時間。在這裡，肯納青年除了學習工作技能、增加人際互動、培養自信心外，也能透過團體生活、藝文課程和社會適應（戶外）的活動，學習要怎麼「做決定」。而看到肯納青年在小作所裡能夠感到「快樂」，既是家長們的盼望，也是社工與教保老師們的努力方向，同時成為一種無法計算的指標。

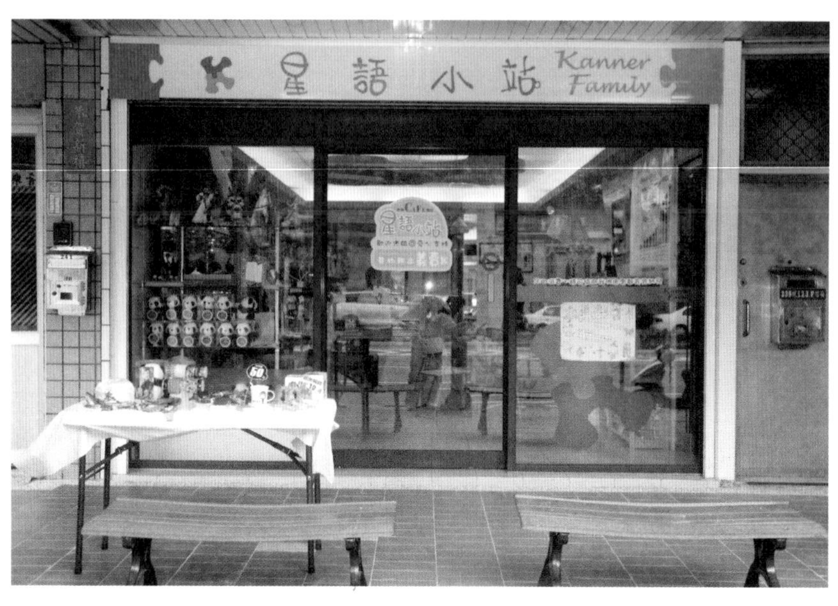

星語小站是肯納小作所的前身。

在小作所中，「教保員」這樣的老師，扮演了極其重要的角色。一個二十人規模的小作所，標準配備是由三個教保員和一位社工師組成小團隊，每個教保員負責帶領六至七位學員，支持他們完成每天的工作以及學習活動。由於是最直接的接觸，且每天有長達六至七小時相處，因此教保員是機構中最了解每位學員的人。然而，教保員所做的也不只有被分派的工作。由於肯納症者生性敏感，情緒非常容易波動，連帶著行為也容易受到情緒影響，教保員常常需要明察秋毫，抽絲剝繭，才能為不擅言詞的肯納青年揪出困擾原因，並加以化解，甚至協助他們調整行為模式。

「小作所」正式名稱是**身心障礙者社區**

日間作業設施服務，肯納基金會自二〇一二年起開始承辦。成立基金會的終極目標是落實肯納症者的全程照顧，所以從最初臺北市金華街的「星語小站」（按：肯納家長為提早離開學校的青少年，自力創辦的學習與日間托育空間。有人不願意把肯納兒標籤為病人，認為他們猶如來自星星的孩子，只是不為地球人所理解，而稱其為「星兒」）開始，到二〇〇〇年在花蓮創建「肯納園」階段，至今仍持續規劃這樣的作業中心。現在肯納基金

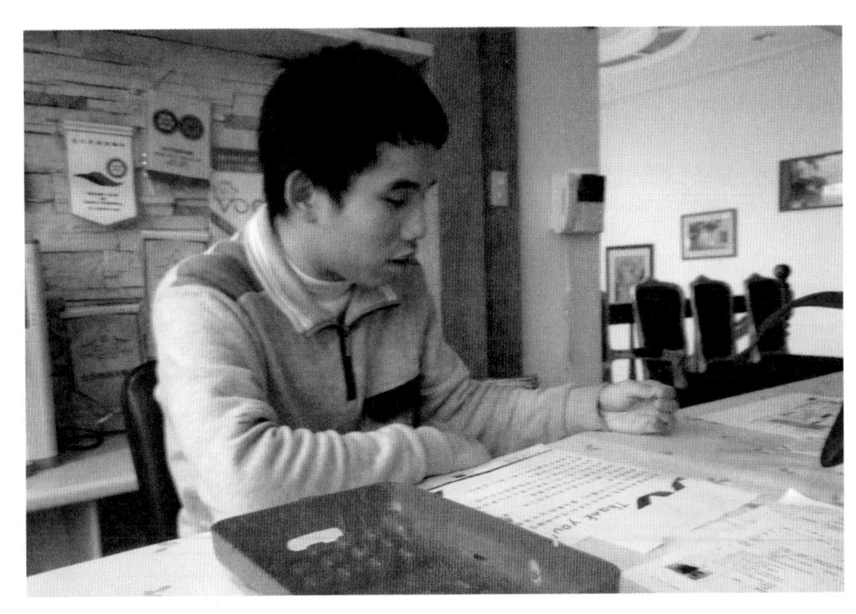

肯納青年正在接受評估。

會承辦的每個小作所，各自有各自的特色作業項目，展現不同的優勢潛能。

關鍵的一個月試作期

怎樣的學員適合進入小作所？

儘管有明定的條件與辦法，但總是要進入實地去做做看，彼此才有辦法確認。肯納基金會深知，肯納青年進入一般社福團體辦理、不是針對肯納症者的日托中心或小作所後「被退貨」，對親子的殺傷力，因此落實試作期的評估顯得格外重要（被退貨意即進入機構後因故遭到機構拒絕，必須離開，通常都是在雙方極不愉快的情境下進行）。

每個通過初步評估的青年，會先經歷為時一個月的試作期：第一週連續五天，每天由教保員作評估；第二週起隔週再做一次評估，一個月結束總共會有八份評估表，這套評估表是由最初接受政府委託試辦小作所的社福機構研發出來，基金會再以這個版本為基礎進行調整；但凡功能太好或者太不好的孩子，都不適合待在小作所。

只要通過一個月的評估期，學員與家長們大致就可以心安下來，教保員與社工師組成的團隊，會讓肯納青年用他們自己的速度和這個環境磨合，除非有什麼不可抗拒的因素，否則幾乎不會發生學員已通過評估期、隨後又被拒絕的情況。

進入小作所的肯納青年，除了週一到週五的全日作業，學員們也可以自由參加由基金會與政大服務性社團：政大愛愛會小雨組合作辦理的「週末樂活」活動。這項合作自二〇〇九年一直持續至今，每年分上下兩期，每隔兩週舉辦一次，除了肯納基金會的學員，也開放給社會上其他肯納症者參與。最近幾期，政大愛愛會主要以啦啦隊為主題設計活動，場地盡量利用「和平工坊」附近的社區運動中心。近幾年來，基金會爭取到富邦基金會的資助，參與者只要支付象徵性的費用，即可參與活動。

每間小作所分工，各有特色

二〇一二至二〇一八年間，肯納基金會在雙北共有五個服務據點、共計成立六處小作所，也慢慢有了能把小作所的作業項目做出區隔的條件。譬如：最早開辦的「行義工坊」，佔地最大，有空間設置烘焙教室與相關大型機具，以製作手工餅乾、鳳梨酥為主，隨後搭配推出基金會自家烘焙的咖啡，並從中東進口椰棗

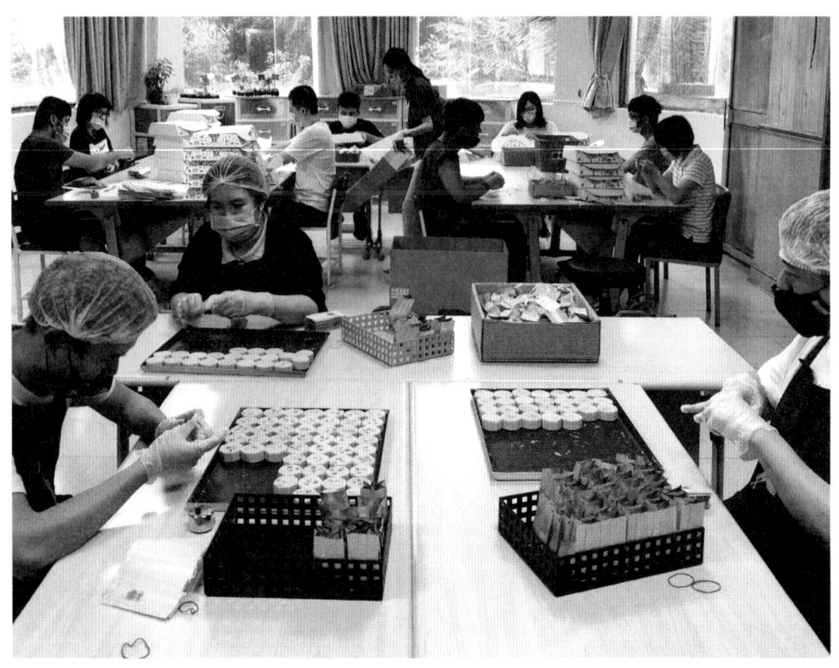

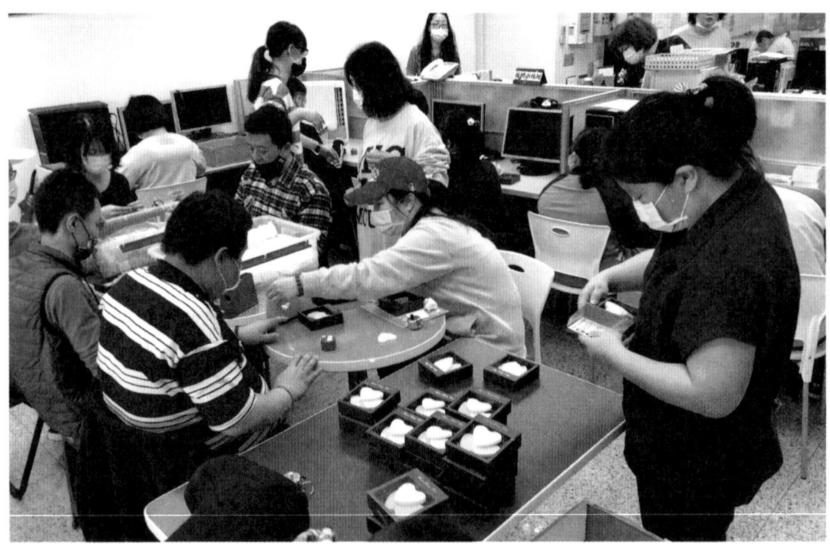

孩子們在行義與板橋工坊包裝肯納產品已經駕輕就熟。

加工製成幸福棗。兩年後成立的「和平工坊」，則以專案計畫對台新銀行提案，成功獲得專案捐贈一部專門負責製作米餅的機器；「板橋工坊」座落於婚紗街附近，以推出婚禮小物為主打，可提供客製化服務。板橋坊學員也負責製作手工皂，主要搭配作為婚禮小物的品項；「新店工坊」的特色產品是製作各種不同尺寸、不同種類的真空包裝米，可以做為囍米，也可以包裝成禮盒，考量飲食習慣與觀念的改變，米的種類也有白米、糙米、紅米等多樣選擇與組合；而最後成立的「信義工坊」（二〇〇九年改為健康工坊）則是負責製作Q餅和糙米棒。碰上有大量禮盒訂單的需求時，負責物流的工作夥伴，就會用肯納專屬物流車，把各個小作所負責製作的相關產品載送到場地最大、也是學員最多的「健康工坊」，讓學員進行禮盒組裝再統一出貨。

想結婚的阿成

「飛……飛……飛……」這是學員阿成發出的聲音，夾雜著阿成爸爸的摩托車引擎發動的聲響。

在一旁守候著的阿成爸爸，總是耐心地等著，從不催促他，不熄火的摩托車隨時等著阿成飛夠了，再載他回家。這是阿成每天離開工坊前必做的儀式，也是阿成爸爸的儀式。

阿成是行義工坊的學員，戴著眼鏡，長相白淨斯文，乍看很有文青的模樣，但其實是肯納症者，也有癲癇症；癲癇症造成他不定時會有放電（恍神）、昏厥時有全身抽蓄痙攣的狀況。阿成常常在醒來後，對於發生過的事，完全不記得；此外，阿成也有幻聽的現象。因為這樣的先天體質，縱使家人費盡辛苦、支持阿成一路讀到大學畢業，阿成還是連庇護工場也進不去，更別說是一般職場，幸好還有小作所可以接納他。他總是頭低低、很安靜、說起話來小小聲、動作也慢半拍，在團體中，不容易引人注意，也不易讓人留下深刻印象。

每次外出做「社會適應」活動之後，其他學員各自回家，只剩教保老師許芬芳陪他在捷運站外等爸爸，這時候就是兩人談天的時光。從一次又一次、點點滴滴的對話中，芬芳老師慢慢地了解到，原來阿成在家什麼事都不用自己動手。家人也不是不想讓他自己做，但一方面因為阿成動作慢，疼愛他的阿嬤總覺得幫他一下又何妨，從他小時候起就習慣性地幫他凡事都做好；於是，他縱使有大學學歷，卻大小事都仰賴家人，而發作前沒有特殊徵兆的癲癇症，也讓家人無法放心讓他自行搭乘大眾交通工具。在一次又一次地閒聊中，有一天芬芳老師聽到了阿成心中最深的想望——「我想結婚！」

知道了阿成埋在心裡的願望，芬芳老師便順勢引導——為了夢想，阿成得為

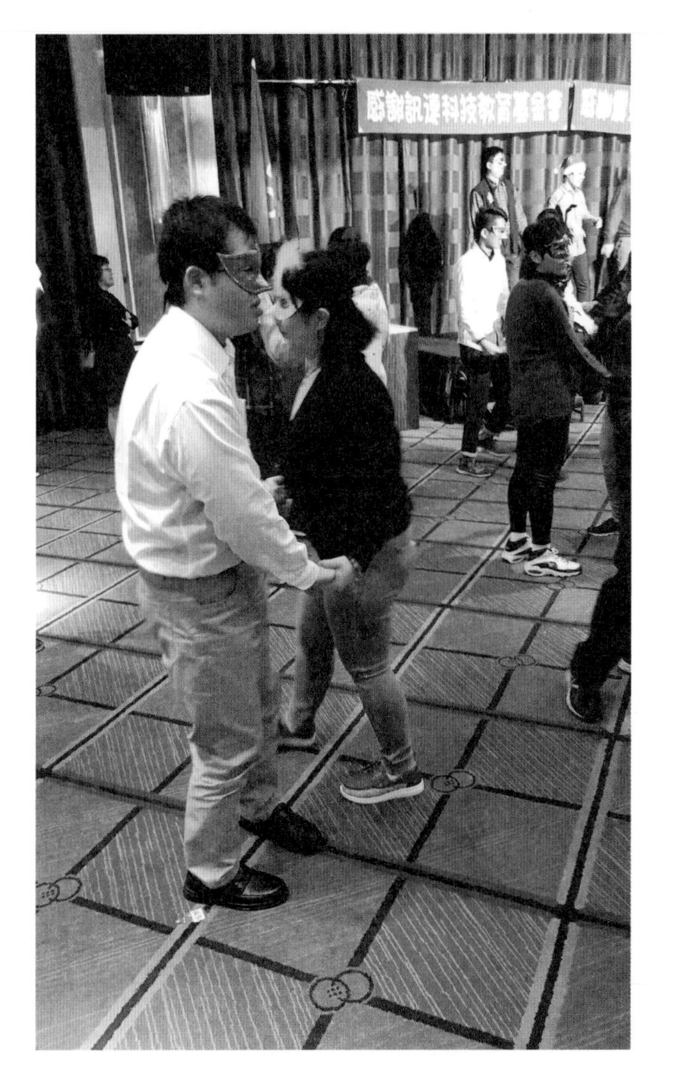

想飛的阿成在舞會戴著面具、隨音樂搖擺的樣子。

自己做些改變才行哪！有了目標後，果真激發阿成改變的動力。在每天親師溝通用的工作手札上，阿成除了寫下他在小作所的日常作息，也會紀錄他在家裡盡力做到的事，譬如：洗碗、擦桌子、擺碗筷……看到鄰居開始主動打招呼，連帶著在小作所的工作也跟著積極起來，不但作業速度變快，更在意努力過後，他的獎勵金是否變多了。雖然都是小小的改變，跟那個遙遠的夢想也沒有直接的對應關係，但是看得出來，每個具體而微的進步都讓阿成得到家人與師長的讚賞，也讓他比較喜歡自己，有更多的自我肯定。現在的他，還是會在回家前進行他的例行公事——飛！但看在芬芳老師的眼中，現在的阿成比起從前，可是更加扎實地，「飛」得更穩一點點、更遠一些些呢！

我的溫柔只有你看得見

這個真實故事發生在小作所板橋坊。

小翌是個中度肯納症青年，剛進到小作所時，不太喜歡和別人有眼神交流，總是把自己藏在手臂下。經過長時間的相處，小翌仍不會主動和其他人互動，面對老師或是其他的問話，也不見得每次都願意回答，但他已漸漸放下了手臂，不再老是把自己遮起來。休息時間，小翌常常獨自在休閒區閒晃遊走，或是坐在角落，頭低垂著；不管開心、難過、害怕還是不安，小翌表達的方式永遠都是笑，只有長時間相處過、了解他的人，才能從不同的笑聲中，判讀他真正的情緒。

不擅表達的小翌，心很溫柔，總是默默觀察著周遭的一切。譬如某天有位學員因身體不適而在角落掉眼淚時，小翌突然默默地走到這位同學身旁，用著堅定與溫柔的語氣說：「乖，不要哭！」這是他第一次主動對其他人說話，一開口就是

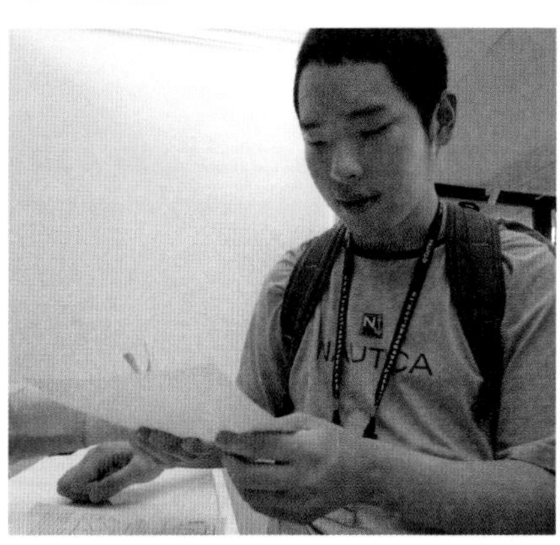

溫柔的小翌做社會適應的樣子。

表達對同學的關心，老師們都看呆了。

又有一回，小翌來到小作所後，一直皺著眉發出不安的笑聲，作業活動時也無法專心工作，就連中午休息時間也比平常躁動，不斷走來走去，始終不願意坐下來休息。教保老師努力想了解原因，但小翌還是持續發出不安的笑聲，完全無法從他口中得到任何訊息。直到家長來接他，詢問之下，才知道前一天晚上，小翌和媽媽有了爭執。於是，在工作團隊的協助下，小翌和媽媽互相說了抱歉，當下小翌的眉頭不再緊皺，臉上也浮現了安心的笑容，看著落淚的媽媽，小翌用衛生紙幫媽媽拭淚的同時，也給了媽媽一個溫暖的擁抱。

「對不起，我的表現不好！」

肯納症者男多女少，小竹自小在星兒群體中就是備受注目的小公主，而她也是三位出身花蓮肯納園的星兒之中——吉爾、昆峰和小竹自己，唯一有意願、也有足夠能力長期在肯納元氣棧實習的學員。從花蓮回到臺北後，家住板橋的小竹跟著在肯納基金會工作的媽媽在行義路出入，成為第一個小作所「行義坊」的學員，直到多年後板橋坊成立，她才就近轉到板橋坊。

然而，隨著實習年份的增加，小竹並未變得更加熟練自信。年逾三十五歲的小竹，自言自語或是碎念的情況變多了，也會在明明沒犯錯的情況下突然對客人說：「對不起，我的表現不好！」而過去可以順利連續執行幾個工作指令的她，現在則需要分段執行指令，或者得有人重複提醒才行。

經過家長、教保老師和職訓老師討論推測，小竹自幼和媽媽形影不離，小竹媽媽在花蓮肯納園時期是園內重要的角色，母女倆從早到晚都在一起。但媽媽近幾

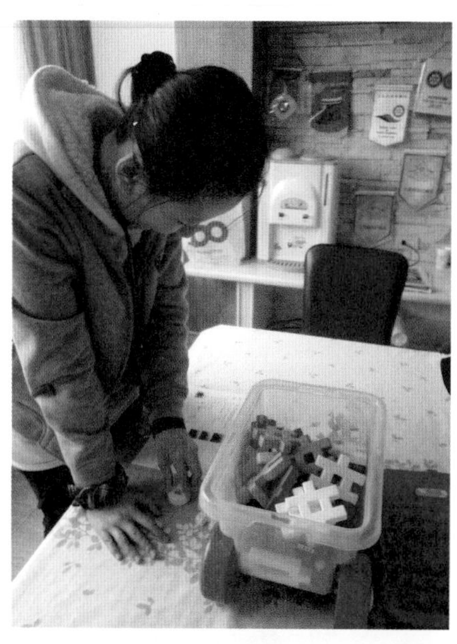

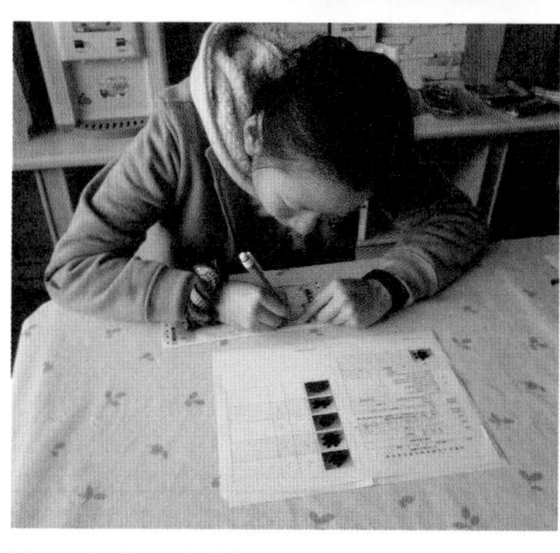

這是小竹以前接受評估的狀況。今年 37 歲的小竹已經開始面臨退化的挑戰了。

年來從肯納基金會退休、在家照顧孫兒後，小竹便必須自己一個人搭捷運往返小作所，也要自己在小作所待一整天。這都是原本習慣了眾星拱月的小竹所不熟悉的狀況；至於無端的自我責備，則可能是她曾在學校被指責表現不佳，不知為何這段記憶又被勾起，而發生的反應。

教保老師與媽媽討論小竹的狀況後，打算透過調整小竹在元氣棧實習的時段，以觀察小竹的情緒是否較容易恢復平穩，並期望藉由與家長的合作，協助小竹面對家庭的變化，早日找到適應方式。

賦予學員「做決定」的權利

除了秉持肯納基金會持續給予肯納症者「肯定」和「接納」的理念，小作所在實際運作時也把「做決定的權利」交給學員們。

在每個小作所的牆面上，都有類似「生活公約」的海報，有些小作所的生活公約會用大大的字體、寫在大大的海報紙，張貼在最明顯的地方，不管從哪個角度都能輕易看見；有的小作所則只用一張A4紙把公約低調貼在學員們出入作業空間的必經之處，帶著備而不用的意味。無論生活公約是明顯或低調，沒有一份

班級約定-生活規範

◆ 吃飯時不講話、玩耍
◆ 打噴嚏、咳嗽要用手/衣服摀住嘴巴
◆ 不奔跑、追逐 、衝撞
◆ 說話時控制音量，不要大聲
◆ 自己的東西要收好，不亂擺放
◆ 改手札時還沒拿到手札，不聊天/玩鬧
◆ 下課喝水時不要講話
◆ 如廁時記得關門、鎖門
◆ 如廁完要沖馬桶
◆ 團體活動室不躺著/睡覺

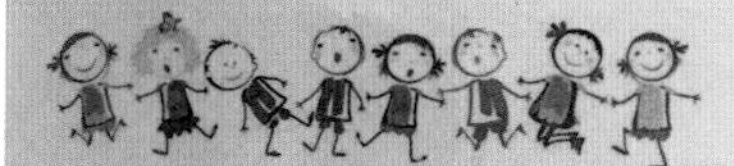

班級約定-禮儀規範

✧ 離開座位靠上椅子
✧ 等候時要排隊並保持安靜，不打鬧
✧ 別人不喜歡聽的話/綽號就不說出口
✧ 別人擋住路，要說:請借過
✧ 關門小力且確實關上，不甩門
✧ 要抓隱私部位的時候，去廁所裡面抓
✧ 不隨意觸碰別人，要保持一隻手臂的距離

班級約定-工作規範

➢ 上課/作業不要睡覺
➢ 作業、上課中離開座位要告訴老師
➢ 作業完成後主動請老師檢查
➢ 不要在門口逗留、玩耍
➢ 上課/作業/午休時準時進教室
➢ 雙手不亂摸，要保持雙手乾淨，如:不摸嘴巴/鼻子/頭/臉/地板
➢ 作業中不講話、不轉頭看四周，專心做自己的工作

同學們:

班規是每一天都要遵守的!

當你們都能不用在老師的提醒和叮嚀下做到以上每一項規範時，就代表你們都變成有禮貌、有責任的好學生，要一起努力喔!

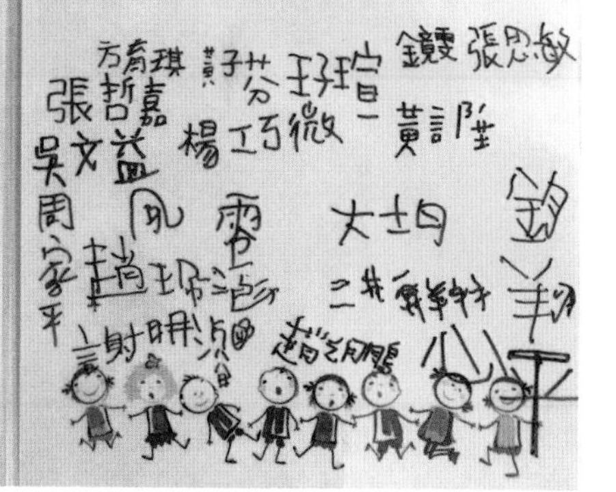

透過遵守生活公約，孩子們也試著學習自己決定各項事務。

生活公約的內容完全相同，條目的多寡也不一樣，因為這些公約的條目，都是每個小作所的學員們，利用班會的時間一條一條共同討論出來，好提醒自己或相互提醒。

有些功能佳的學員，甚至聰明到能體察老師們的心意，用不著老師開口，自己就會把需要注意的事項主動提出來。在訂定條目時，他們也會兼顧實際的可行性。譬如，每天學員們應該要到班打卡的時間是早上九點鐘，但對於某些缺乏時間概念的學員，或對還在適應期的小作所新鮮人來說，準時抵達真的是為難，也徒增不能達成約定時會產生的壓力，於是有些小作所的公約上就會出現「九點二十分」這樣的人情味時間。

除了生活公約的訂定，學員們可以行使決定權的項目還很多，譬如：每天完成預定的作業活動的午後，可以從教保老師預先蒐集的片單中，投票決定當天要看的影片；或者投票決定出社會適應活動的地點。有時候，當家長從孩子每天的工作手札紀錄發現，即將舉辦的戶外活動行程很精彩、很吸引他們，還會主動詢問教保老師能不能當孩子的跟班呢！

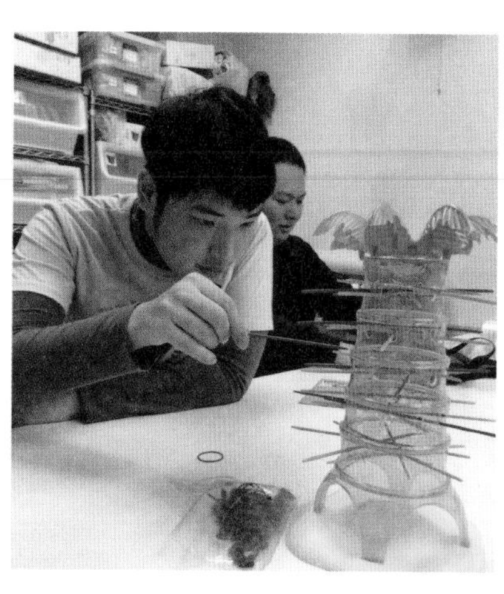
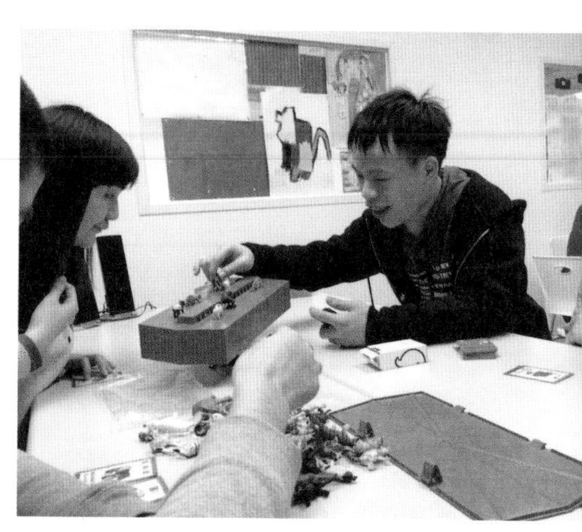

在小作所快樂的學習有助於孩子進步。

「情緒穩定」與「快樂」才是最重要的指標

負責啟動肯納莊園照顧服務與肯納基金會對接的資深社工黃建華說，一般給身心障礙者工作的「庇護工場」，是以產能、核薪等標準來進用學員，但肯納的小作所不一樣。這裡給學員的服務以作業活動為主、文康休閒為輔，「工作」是學習的一種模式，並不是目的，因此在衡量學員是否適合進入小作所時，並不是以作業產能當作標準。另一方面，由於學員可能隨著年紀增長而出現老化與退化，這時小作所還會針對個別學員來調整服務，甚至包括學員一旦不得不離開小作所時，後續應如何安置的問題，都會協助家長面對，而不是把問題直接丟回給家長。黃建華表示，肯納基金會比較看重的是身心障礙朋友在小作所期間能否「快樂地學習與成長」，尤其是人數佔高比例的肯納症者，他們不擅偽裝，心裡快樂與否，常常直接反映在外在的行為和表情上。

曾有一位肯納青年在一個不是以肯納症者為主要服務對象的小作所待過多年，最後因為情緒問題，發生打人事件而必須離開。後來這位青年申請進入小作所，並通過評估後進來的前兩、三年，情緒都能夠保持穩定，即使他後來曾因為搬遷的問題，需要轉到其他小作所，這位青年也沒有出現在前一個機構類似的問題。「情緒」能否維持穩定，也是觀察肯納症者快樂與否的重要指標之一。

又有另一位功能良好的肯納青年，原本在小作所「上班」，家長認為他既然能力不錯，便將他轉到庇護工場去，雖然工資微薄，對家境仍不無小補。然而，當這位青年進入工作取向的職場後，家長發現他明顯變得不快樂、產生情緒困擾，對其他家人也造成負擔。權衡之下，家長最後還是寧可讓孩子回來小作所，畢竟依據肯納症的特質，給予適性安置才是孩子們真正需要的。

也有些肯納症者從未開口說話，這些連長年相處的家長都以為沒有口語能力的青年，居然在慢慢適應了小作所的環境後，發出了堪稱驚天動地的幾個單詞——

這不是奇蹟，而是需要適合的環境、刺激和引導，且未必是孩子在家庭裡靠家長力量就能促成的。

因此，不宜用「職場」來定位小作所，它更像是個沒有明確畢業年限的終身學習場所。但所謂的「終身」，事實上還是有年齡上限，學員一旦達到六十五歲的門檻，就不再屬於小作所服務的對象，而需要進入長照的服務機制。目前肯納基金會服務的對象已有幾位肯納症者超過四十歲，其他自閉症友會則有超過五十歲的學員。當這些青年逐漸成了中年，而家長更是已經從中年走入老年，老化、退休、安養、長照……這些種種對未來的安排，比一般家庭更早出現在肯納家庭的視野中。想要做到「全程」、「全人」的照顧，光有小作所、元氣棧，仍然遠遠不足。肯納家庭所需要的，除了實習、工作、學習團體生活、日間照顧，還必須是一個能容納親子共老的社區；社福制度的缺口，需要透過住民們互相扶持，才有辦法達到全天候、全方位照顧。這樣的社區，在過去說來是個遙不可及的美夢，然而這個形同夢幻的親子共老家園，現在已經浮出地表了……

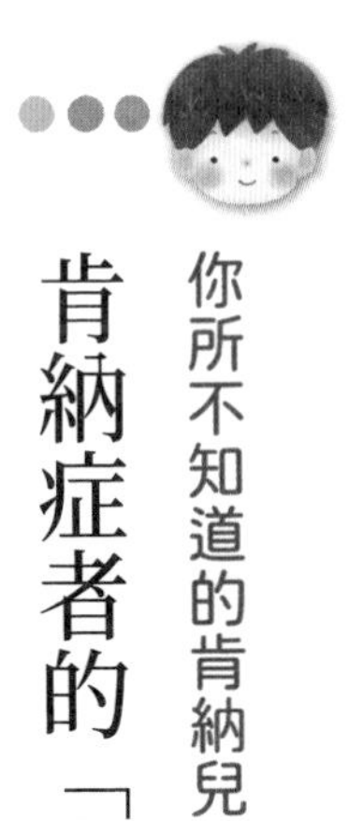

你所不知道的肯納兒

肯納症者的「太厲害」與「不厲害」

肯納症者的功能「好」與「不好」，事實上很難有客觀指標。

有些肯納青年可以設計電腦程式，但並不表示他們可以順利地自行搭乘大眾交通工具。有些高功能肯納症者可以考取駕照、開車上路，只是一旦發生事故，他們並沒有足夠的能力獨自善後。

舉個例子，說說星兒的「太厲害」與「不厲害」所帶給家長的困擾吧！

有個星兒，口齒清晰，字正腔圓，文字語言表達順暢，3C輕鬆上手……看起來閃閃發亮，教其他星兒家長好生羨慕！

被眾人羨慕的家長聽了，卻苦澀一笑：「我寧願他暗淡無光……」

這位家長說再也不想要聽到、看到孩子把家裡的事，隨時用3C鉅細靡遺地傳送出去，好像家中的九官鳥。即使好言相勸，別人家並不想知道這些呢……但勸了也無效。

也有家長說，不想再聽到星兒說：「我要結婚」。婚姻的「內涵」太抽象、太複雜了，實在不知要如何向他解釋起。

家長常常不知道要如何讓星兒明白，他聽到的話語不是只有字面上的意思，字句背後常常帶有反諷、隱諱、虛實，這些都是星兒難以理解的，於是他們也無法真的與人促膝「暢」談；求學期間，甚至因為每每把同學告訴他的祕密據實告訴老師，而得到「抓耙仔」的稱號，卻還搞不懂為何同學要排擠他。旁人怎麼能知道，星兒就是這樣一個誠實、善良、不會調整、心思沒有九彎十八拐的人。因而，星兒所嚮往的友誼，終究徒然。

儘管一路以來承受許多的徒然與挫折，星兒們還是想要往外趴趴走，家長只好給他一張悠遊卡，讓他想外出就外出、行遍臺灣。連同悠遊卡，家長還要再反覆叮嚀一件事：當有紛爭的時候，一定要立刻把身心障礙手冊拿出來，讓對方知道他是障礙者，以免他在外的言行被誤解，被傷或傷到別人。

終究，家長們只能為彼此孩子的太厲害與不厲害，一起苦澀一笑。

5

肯納莊園不是烏托邦

揉合了肯納家長們的愛與憂懼，也是緣分的流轉

肯納部落宣言

我們是誰？

我們是肯納兒的爸爸、媽媽。

我們是「肯納部落」族人。

族人們原本散居各處，各自為自己的肯納兒，奔波在家與學校、小作所、各式才藝班之間，不斷設法為他創造好的生活品質與生活內容。

家有肯納自閉兒，註定命運對我們的試煉，比一般家庭多很多，也嚴苛許多。

家人們可能會因他失去自由、朋友、工作、愛好、優雅，身為父母的人常常必須與孩子如影隨形，隨時為肯納兒撐起保護傘。

為人父母者可能對家人們失去一致的公平，對肯納兒照顧得比較多，連帶地失衡對待家中其他的孩子。只因肯納兒先天的限制，不懂得調整、沒辦法為自己規劃人生……

而試煉，不是到此為止。

父母走後，他的人生該怎麼辦？

一直以來，為他撐起的保護傘，可以說撤就撤嗎？

光是假想撤掉保護傘，彷彿就已經看到他驚慌、恐懼、孤獨的臉——這讓我們更加惴惴不安！於是，我們族人共同開啟了一篇肯納家族的「創世紀」。

我們一起合力建造了第一座肯納自閉症親子的雙老家園「肯納莊園」，把個別家庭、一把把脆弱的小傘，變成更強壯的大傘，竭盡團體的力量一起照顧彼此的孩子！

部落，是一個社群，據於特定地理區域，擁有價值觀上的同質性。

「肯納部落」有一項重要的、共同的價值觀是：

不捨也不願孩子孤單，希望有障礙的孩子，也能擁有高品質與幸福的人生，這是「肯納部落」最重要的核心精神！

——柯菲蘭為全體肯納莊園家長代筆

家長集氣打造肯納兒「全程照顧」奇蹟

自從肯納醫師在一九四三年正式將自閉症（Autism）介紹給世人認識，至今近八十年，世界各國的病友和家屬陸續成立自閉症基金會與關懷團體。然而，自閉兒安置照顧的問題，仍然沒有足夠理想的解套之道，大多數的家長與孩子，依然還處在自求多福的狀態。過去不乏某些財力足夠的家長，運用一己之力所能達到的極致，也僅能做到為孩子打造一個優美的環境、無虞的物質生活，但大多數肯納家長們還是希望孩子無須完全離群索居，而是可以在友善自在的環境中，和一群有共同需求的家庭，彼此互為家人，扶持終老；此生作為肯納家庭的一員，他們並不想只是撐著把人生過完就算了，他們仍希望彼此的人生也能過得有幸福可言。

經過漫長的歲月，那麼多的人都無法解決「肯納兒全程照顧」的問題，就在此時即將出現突破點——臺灣第一座肯納親子雙老家園正在加緊打造中——這是一連串奇蹟的結果！

星兒家長心中都有一個信念：不想孩子流離失所，也願意為孩子的未來付出。大家團結起來，你出一束鋼筋，我扛一袋水泥，他開一台怪手……腳尖接著腳跟，一步一個腳印，「肯納莊園」就這麼近在眼前了，這不是理所當然的奇蹟！

更令人感激的是，非親非故的志工願意幫忙肯納莊園附屬的有機農場育苗、賣菜，也有商場老手以總經理之尊協助擺攤、對有需求的家長做說明，另有更多不知名人士，默默地給予支持與鼓勵。多股善念的力量匯集在一起，形成更大的力量。看在肯納家長眼裡，這些不屬於肯納家族的人願意投入、付出，更是奇蹟之外的奇蹟。

肯納家長——不向命運低頭的忍者與能者

或許筆者與肯納族群的第一次接觸，就是那片蓋在花蓮豐田荒郊裡的夢幻住宅「肯納園」，在不認識他們之前，我也曾經以為，這批家長恐怕都是「有錢」人吧！但人生經驗使我明白，比起「擁有金錢」，能夠身體力行、主動尋求資源、連結資源、善用資源、具備與人共事和願意與人協作的能力，恐怕才是真正促成大事的關鍵。這也是近三十年來，我在非營利組織領域遊走時持續看見、也深信不疑的事。

隨著認識的肯納家長越多，越發現這些來自四面八方、歷經各種磨難，最終在此處相遇的人，共同的特質就是不願向命運低頭，同時也是超強的資源連結者。很多肯納家長都有自覺，自己所生的肯納兒，事實上就是自己個性的放大版，無論是堅持與固執的部分，還是敏感與善感的部分，都如出一轍。如果說，沒有一個肯納兒是容易搞定的，那麼肯納兒的父母也不可能是省油的燈！當這些擁有異於常人的鋼鐵意志和敏感因子的家長真心集結起來時，沒有什麼困難可以難倒他們。家長們所展現的韌性與持續力，已經不只是一般程度的「為母則強」可以形容了。他們是忍人所不能忍的「忍者」，為人所不能為的「能者」。

這群家長的共同點，都是放不下孩子、都願意盡最大的可能親自投入參與肯納兒後半段的人生；也正是因為放不下、又擔心自己負荷過重提前倒下，必須提前布署找到更多有同樣意念的家長一起互相支持，以便徹底善盡為人父母的職責。

推動家長奮力前行的，除了一份不離不棄又萬般糾結的愛，同時還有一股趁人不備便攀爬上心頭的憂慮與恐懼。就是這兩道強烈反差力量的不斷交纏，催促著家長披荊斬棘、仆倒再起。

思明與昆峰的人生故事，便是「愛」與「憂慮和恐懼」兩股力量交織下的寫照，一個是加速了過去花蓮肯納園的建立，一個則是提醒著現在的龍潭肯納莊園：務必要做出通盤規劃才能再度起步。

思明的遺憾，催促花蓮肯納園加緊打造

思明，是個已經告別人間的成年肯納症者。他的故事，透過相熟治療師口耳相傳，撩起許多家長心中的憂慮。

思明熱愛畫畫，作品極具生命力，雙手就是他的畫筆，自由的潑灑、鮮明的色彩，曾經是媒體爭相報導的天才小畫家①。在他成長的年代，遲緩兒童早期療育的發展尚未在臺灣推動，因此當這些遲緩兒幼年時期錯過了早療黃金期，他們往

① 小思明的動人創作可參見《肯納園，一個愛與夢想的故事》一書。

後在語言及生活自理能力的學習特別艱辛。

思明三十三歲時，七十多歲的媽媽已經老邁，無法再親自照顧他，為了不拖累其他家人，只好將他送往遠地的精神療養院，這是家人最無奈卻不得已的選擇。療養院的生活很快地讓思明失去希望，最後連他喜愛的繪畫也不再碰了。

二〇〇三年的冬天，思明走了。療養院聯繫不上家長，最後找上思明過去的治療師連同其他肯納兒家長出面為他辦後事。當思明的遺物終於輾轉交還家人後，姊姊怕老邁的媽媽承受不住，把東西藏了起來，不讓媽媽看見。但或許母子連心吧！媽媽還是發現了思明的遺物，經常躲起來看他的照片，暗自垂淚。

思明悲愴的餘生，留給愛他的人深深遺憾。

不想再讓肯納兒被迫遠離家人、也不願再有肯納兒孤單走完生命旅程，幾個覺得不能再等待的家長，決定起造花蓮肯納園，邊走邊摸索著上路。避免類似思明這樣的遺憾重演，是推動花蓮肯納園的一股原動力。

昆峰的流離，讓龍潭肯納莊園堅持一步到位

昆峰則是另一個令人心疼的青年。曾在花蓮肯納園住過多年的昆峰回到臺北

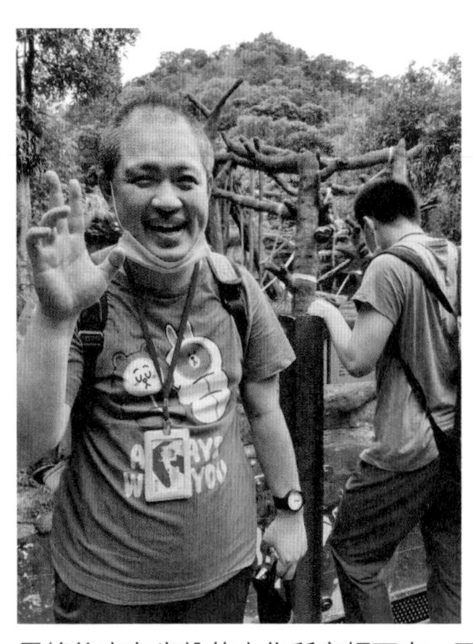
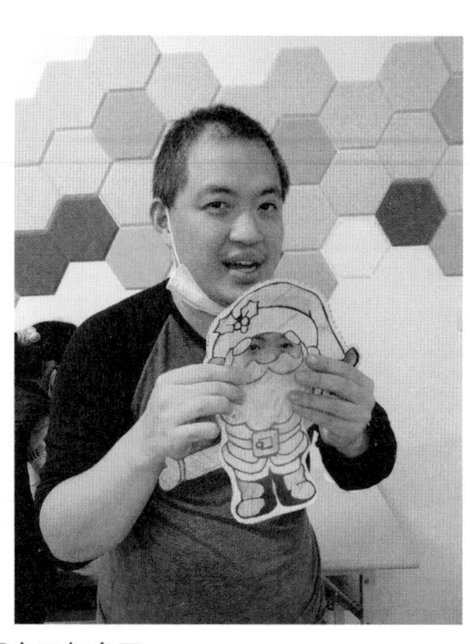

昆峰後來在肯納的小作所安頓下來，至今三年多了。

後，先在家待了一整年，後來終於找到一個願意接受他的日托機構。

一般的日托機構，自閉症者通常只佔少數。昆峰媽明白，服務自閉症者對一般服務身心障礙者的機構來說考驗相當大，她只能自己透過長期擔任機構的家長會會長，多多參與機構事務、設法努力多付出，為昆峰盡量保住留在機構的機會。

好不容易熬過第八年，卻在她會長卸任後不久，昆峰在機構發生打人的事件。動粗打人，幾乎是所有機構的底線，機構往往會提出希望學員住院治療的要求，而這事實上是用間接的方式表達，已不方便再留人。但長期照顧昆峰的精神科醫師評估這是突發狀況，不是持續性的行為，不需要住院，而且就算住院，治療效果也不大。

昆峰為什麼打人？被打的人可能覺得莫名其妙，但站在昆峰的視角，卻是長久累積的點滴憤怒而終於忍不住出手。對方雖然早已不記得這些不愉快，甚至根本不覺得相處上有何問題，但昆峰卻全都牢牢記住了，並一直忍耐著，終於在某個瞬間爆發。

大部分的肯納症者，口語表達都有障礙，有些甚至幾近於沒有口語能力；即使有較好的口語能力，也不代表他們就可以和一般人達到溝通的效果。多少都挨過昆峰拳頭的家人長年和他相處下來，已能理解即使昆峰說不清楚，他們還是慢慢能歸結出昆峰打人的原因，也知道昆峰是腦部病變，不能用常理跟他計較，但這又怎能夠期待外人諒解、甚至能接受呢？

其實昆峰曾住院過，但那次的經驗讓昆峰媽徹底嚇壞了。昆峰待在這個機構八年期間，曾因狀況不佳，令機構和家人非常困擾，家人便試著讓他住院治療，希望昆峰的狀況有機會改善。再加上昆峰也有認識的同學去住院後來又回到機構，不明究理的他還以為住院是什麼好事，說來昆峰那次的入院，他本人並非不情願，甚至還有所期待。

昆峰住院兩星期後媽媽獲准去探望，一看之下大驚失色。她看到的情景是：昆峰單獨被隔離在一個小房間裡，裡頭只有一張床和簡陋的馬桶，連馬桶蓋都沒有；整個人被束縛住，不能自由行動，房間四週佈滿了監牢才有的鐵欄杆。昆峰一看到媽媽，可憐兮兮地說：「馬麻，我要回家……馬麻，我要回家……」媽媽當下就辦了出院。讓她更震撼的是，經過這次住院，昆峰大腦像是被掏空了似的，許多原本他已學會的事情竟然都不會了，變得傻傻呆呆的。後來，昆峰是在出院後歷經一陣子的重新學習，才慢慢恢復。

因此，昆峰媽說什麼也不願讓孩子再次住院。然而機構表示昆峰如果不住院，就得離開。昆峰媽只能接受孩子「被退貨」，趕緊回頭向肯納基金會求助。幸好這時候的肯納基金會剛承辦第五個小作所，相較於其他機構，肯納的小作所有高比例的學員是肯納症者。當董事長彭玉燕聽完昆峰的情況後，乾脆地說：「被退貨，那就先來報名肯納的小作所評估看看啊！」

昆峰先是順利地在「信義工坊」待了兩年，隨後又跟著同學們搬遷到場地更大、設施全新的「健康工坊」，這裡距離外公家很近，下班後他自己會走路回外公家和母親會合，母子吃完晚飯後再一起回家。打從昆峰小時候起，每次安排他的就學或安置都讓媽媽費盡心思，包括昆峰去住花蓮肯納園，媽媽也是不定期過去陪住，或經常義務支援小竹媽的工作，只有這一回轉到「健康工坊」最省心。

昆峰離開花蓮肯納園後的處境，是許多肯納家庭遭遇過的類似經歷，或是一些家長最最害怕發生的狀況，坦白說，當家長的年歲日漸增長，也越來越承受不起這般折騰。

四十多歲的昆峰現在還有小作所可以容身，但當他因工作能力或生活自理功能退化到連小作所都不適合待的時候，已經老邁的家長還有力氣再為他的下一個去處奔走嗎？況且，肯納兒比一般人更早出現退化現象，不少肯納青年過了三十五歲後，已經出現退化的反應，親子雙方都需要一個完善考量生命終點的規劃。於是，家長們便堅心認定：過去在花蓮肯納園未竟的夢想，必須在龍潭肯納莊園一步到位。

肯納莊園的推進：用創業精神推動「肯納十年大計」

基金會的靈魂人物彭玉燕，有著創業的靈魂。她父親創立了楊梅第一家汽車駕訓班；她則是二十出頭就在楊梅開設訂製裁縫店。後來彭玉燕與先生夫妻兩人到巴西闖天下、多次創業，那些經歷過的風風雨雨，造就了她大開大闔的個性。確實，她擔任企業董事長的角色很在行，但該怎麼擔任公益團體的董事長，一開始卻沒有頭緒。花蓮肯納園搬回臺北前夕，她曾經委託專人，把腦子裡想做、也認為應該要做的事情形諸文字，化為一份簡潔的〈肯納基金會策略發展計畫〉，又簡稱為〈肯納十年大計〉。

這份十年大計定稿於二〇〇九年六月，當時彭玉燕迫切需要確認的目標與方向有三個：一、釐清基金會現有資源與發展方向，二、短期內達到年度募款目標的可行性與執行方法，三、確立基金會短中長期的方向與發展進程。

有了這份白紙黑字寫下的十年大計，彭玉燕有了具體的奮鬥目標和依據。她埋頭努力前進大約在第八年時，回顧走過的路發現，大部分目標都已經達成，有些項目甚至還提前達標，就只差最浩大的工程——雙老家園——進度落後。

這份〈肯納十年大計〉雖是彭玉燕的發想，但是她並不藏私，也曾經一度想卸下自己的任務，把打造「親子集合住宅」（也就是目前推動的肯納雙老莊園）的大業交托出去。因此，只要有人想做類似的事、有相近的意圖，她就大方地把「十年大計」分享出去，樂見其成。只是轉眼十年已過，這份重責大任，到頭來還是得在她手上完成。

千絲萬縷的緣分，已不只為肯納族群付出

彭玉燕向來把吃苦當作吃補，不習慣訴諸悲情，她也不怎麼擅長對大眾募款，而是著眼於幫基金會找到可長可久的持續經營之道。事業上的人脈，讓她容易接觸到企業主，因此企業界對於「肯納」這個名號不算太陌生；基金會時常受邀參加企業舉辦的義賣會、園遊會擺攤，肯納青年鼓樂隊也常受邀表演。這些邀請除了能打開知名度，也有助於為基金會帶來捐款效益。

可人總有疲倦的時候，一度，她想過退場。

但她終究沒這麼做。

彭玉燕只要回想起二十多年前有一回生病住院，暫時得把吉爾交託給家人時，才開口說出：「吉爾就交給你了。」家人居然當下就哭了起來。彭玉燕無法想像，哪天要真是把吉爾完全託孤給家人，不知道會對他們造成多大的壓力。

除了實在不忍心把其他家人拖下水，讓她繼續打拚下去的力量，還有過去十多

年辦基金會、社會企業、推動肯納莊園時所結緣的老朋友或新朋友。這些老朋友或是新朋友都是在過去或現在不同的時機點，被她感動、說動，陸陸續續來到她身邊的。

這些人，不全都是肯納家長，也有跨障別的家長，和一般社會人士，他們都對這個造家工程產生實質貢獻。由於這些人的現身，連帶地把「肯納同溫層」的範圍和意義都擴大了。彭玉燕的出發點本是為了自己的孩子有所依靠，也為肯納族群奮鬥，但是越走卻越發現，許多意想不到的友伴，即將和他們一起邁向終點，現在已經不是憑她個人的意願要不要做下去，而是冥冥之中有著各種奇妙的緣分，還需要透過她來串接。

就這樣，彭玉燕一直被 hold 住，並且，還要繼續撩落去。

肯納補給站

從花蓮到龍潭，三階段不同需求的參與者

從「花蓮肯納園」到「桃園龍潭肯納莊園」，進入二十一世紀以來的這二十年，肯納家庭的服務需求與集結對象，有什麼轉變呢？

(1)二〇〇〇至二〇〇九年，花蓮肯納園時期所聚集起來的家長與孩子，主要是受早療界的治療師號召而來的。

這個階段聚集的家長與孩子，年紀都還不到積極為老後人生做準備的時候。主要的需求，是已經離開校園的孩子需要保持學習狀態。由於有些人沒能及時趕上早期療育的黃金期，又沒能在青少年之前建立好生活常規，家長們希望亡羊補牢，在他們的青年階段，可以藉由醫療專家之力協助孩子儘量調整，至少讓他們有較好的自主生活能力，不至於成為連家教老師或是看護也敬謝不敏的「拒絕往來戶」。

另方面，花蓮肯納園在二〇〇三年正式啟動後不久，家長們才具體意識到當初為了快速打造、由四個家庭私人合力建立的小型社區家園，公共性及公益性都不足，必須有中立的非營利性質的組織來統籌與介入，才不至於當合作成員發生變動時，影響共同目標的繼續推動；而透過非營利基金會做為各界的資源引介平臺，更多經濟能力不夠豐厚的肯納家庭也可以得到適當的服務。於是二〇〇四年成立的肯納基金會，固然是為當時的花蓮肯納園所陷入的瓶頸做解套，卻是幾年後當肯納園不得不搬家時，一個馬上可以跟公部門對話、可以即時在臺北提供服務的施力點。

(2) 二〇一〇年，花蓮肯納園暫停、重心移回臺北後，成立已六年的基金會終於找到長期使用的會所，由具備特教學校背景的人士接掌執行長。同時在聘請專長在服務肯納症者的社工師後，基金會提供的服務更具有特教、並聚焦於肯納症者的社福的專業了。伴隨著基金會陸續辦理多個小作所，學員和家長的組成逐漸不再延續早療及醫療體系而來，而是以特教體系應屆畢業生為多。

承辦了多個小作所，也讓基金會直接服務的家庭大大擴增，過去在花蓮肯納園全盛時期，只能提供十多位學員長期服務，目前的小作所則可長期服務多達一百二十個家庭。更重要的是，透過辦理以肯納症者占多數、為主要核心對象的小作所，終於證明肯納症者並不是都一定會情緒失控，「被退貨」也不是肯納症者的宿命。

(3)二〇一六年起，家長們和基金會開始醞釀建造能夠永續經營的集合式社區，讓多個家庭的親子共同生活、學習、安老，這裡也就是龍潭肯納雙老家園。進入這個階段後，參與的家長和肯納兒又更加多元。

許多家長在這個階段年歲已高，部分肯納兒也步入前中年期，因而對「雙老照養」的需求比過去更加迫切。加入共創莊園的家庭，除了從花蓮時期就加入的元老或接觸過花蓮肯納園民宿的家庭之外，還有許多是現在小作所的青年、在其他自閉症團體庇護工場的學員，甚至包括其他障別的孩子，譬如：拜現代醫療的進步及家長的悉心陪伴、對健康的重視，唐氏症者的平均餘命大大提高，唐寶寶家庭也出現了雙老共居的需求。除了這些有需求的家庭之外，雙老家園的規劃和理想，也吸引到一些學有專長的單身族、頂客族，他們也樂意成為這個大家庭的一份子，一起多元成家。

從兒童到老年，肯納基金會的服務隨著成員的成長和老化，不斷延伸，終至「全程」式的照顧。這個大願，需要團結五、六十戶家庭才能一起完成。一開始，誰也不敢說，這個家園真有落成的一天，但就在點點滴滴的努力，天助自助的牽成下，七層樓高的集合住宅大樓，已經浮出地表，二〇二一年起會有家庭陸續入住；親子共居莊園的核心——社福園區的建設，也在二〇二一年冬天破土，預計三年內完工。

社福園區也會在建設過程中，陸續充實和調適肯納星兒的照顧服務，讓肯納家庭的憂懼心情得到紓解。

Part 2

為了孩子，更要努力圓夢、勇敢促成肯納莊園

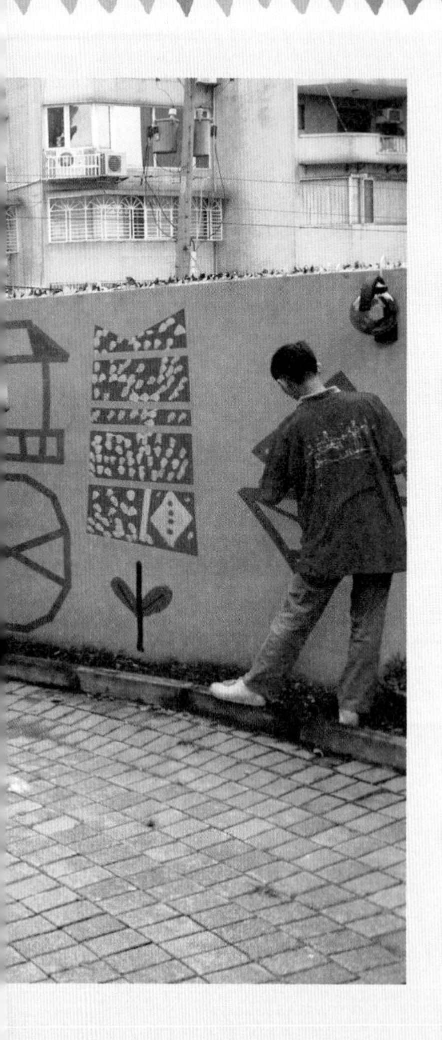

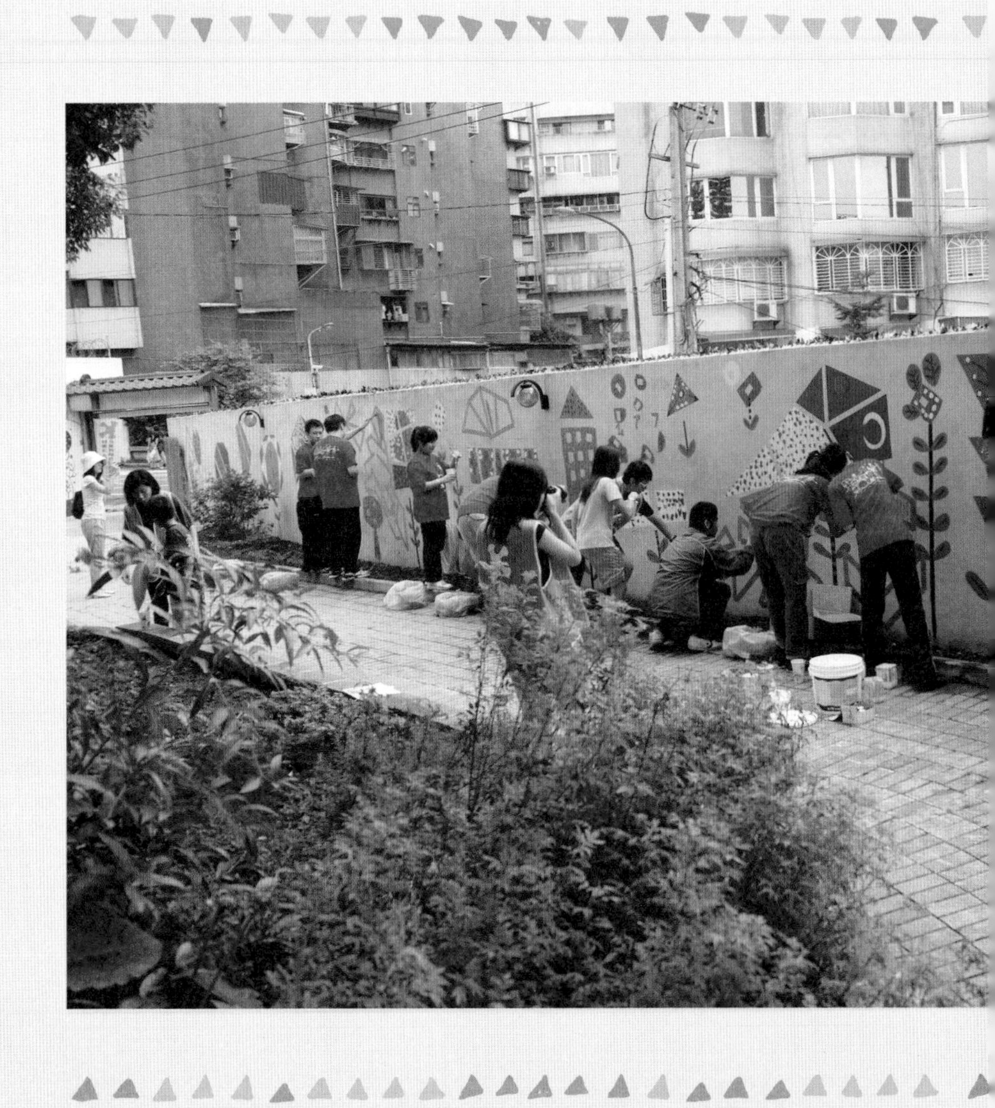

6

團結力量大

為肯納莊園不顧一切的各界人士

「媽媽，我有未來嗎？」某天晚上，生性單純的子修突然問媽媽。

媽媽心頭一驚，這個大哉問，是肯納家長每天都在擔憂、分秒都在面對的難題，怎麼會突然出自這個天真孩子口中呢？不願讓他失望的媽媽，微笑地看著子修答：「有啊！你會有很美好的未來！」

「未來，我要去住龍潭的家園，和我的好朋友在一起。家園快蓋好了嗎？」子修接著說。

原來他的「未來」是指這個，媽媽鬆了一口氣。

自從知道有「肯納莊園」，子修就對家園滿心憧憬。他不時一筆一畫地在紙上寫著「龍潭肯納莊園」六個字，儘管筆畫歪歪斜斜的，但臉上始終掛著笑容，那是一種純真、滿足、充滿希望的笑容。

子修常說「肯納莊園」是他的未來，未來他要在那裡生活、在那裡工作，和好朋友組成一個快樂的大家庭。

子修也常傳Line問基金會董事長——吉爾媽媽彭玉燕：「家園什麼時候蓋好？」見了面，第一句話也是同一個問題。吉爾媽媽從不覺得煩，總是耐心回應子修，修媽反倒不好意思起來。吉爾媽媽卻說：「子修的催促是強大的動力，提醒我們要克服萬難，無論如何都要把家園完成！」

結合各界資源所促成的肯納莊園

肯納莊園的設計，分為親子住宅與社福園區兩大部分，其用意是將長期照顧的風險成本估算進來，由家長與基金會共同承擔。在推動的過程中，扮演建商角色、負責買地營建、提供解說服務的是「肯納園社會企業」，但不同於一般建商，肯納園社會企業並不獲利。建造莊園的第一步，是必須找到適當的地段，才能起建。接下來，先完成親子住宅、再動工社福園區，社福企業與基金會在過程中還得陸續充實照顧服務配套，並接引社福補助，連結各界的資源、才有辦法共同成就莊園的美事。

一開始，誰也不知道能否找到足夠的肯納家庭、能否找到合適地段，這麼浩大的工程、幾近癡人說夢的夢想，真的可能實現嗎？但是天助自助者，癡人從一個變兩個，逐漸變成一群人，一路走來，如今就快看到終點了！

從四分之一肯納家屬到專業社工師：小美

小美是彭玉燕的長媳。從近二十年前初識到現在，吉爾都喊她「小美姊姊」，而她向來是吉爾的最佳模特兒，吉爾手機裡充滿「小美姊姊」的倩影。婚後，小美夫妻到巴西生活了八年，直到大女兒進小學時，才決定舉家搬回臺灣陪伴雙方家人，這時也正好遇上花蓮肯納園與基金會的轉型期。

小美心想，與其出外謀職，不如投入需要人手的肯納基金會。她們婆媳倆的共識是，先以志工角色，把肯納歷來學員的資料重新整理建檔，也偶爾支援學員社會適應活動。當了一年多志工，她做出興趣來，開始主動參加初階教保員培訓，也用不到一年的時間完成社工學分，並順利考取社工師執照。就在此時，基金會即將承辦新店坊小作所，需要有人從無到有把小作所創設起來，而大學讀土木系的小美，正好能在此時發揮所長善盡監工之責，就這樣，新店坊便成了她這位新科社工師的入行始業之作。

身為四分之一的肯納症者家屬，小美對這份助人工作，越做越熱愛，但她很清楚不可能只憑「愛心」就把事情做好，她自我期許要以專業助人。而越是投入，也越確定自己是用著家人的心情，抱著要讓這個肯納大家庭更好、更圓滿的態度去做好每件被交託的大小事。

小美自己的三個寶貝女兒，從小就跟著她在基金會出出入入，在耳濡目染下，女兒們早已能夠以平常的眼光看待身心障礙者，也會帶朋友參加肯納家族的活動。而口語能力有限的吉爾叔叔，只要見到三姊妹，就主動把心愛的 iPad 奉上，女孩們也可以自由出入叔叔的房間，想拿什麼、想動什麼，吉爾叔叔全不在意，那可是特權呢！

二〇二〇年開年不久，小美又完成一項壯舉——把位於臺北市健康路最新的

「健康工坊」從無到有建置完成，趕在新冠肺炎席捲全球、風雨欲來的二月天，讓原本「信義工坊」九成以上的學員順順利利、無縫接軌地進駐。

心境已截然不同的吉爾哥哥：力萬

十多年來，由於自己的妻子小美對基金會的投入，以及自己身為人父的角色，吉爾的哥哥力萬有了截然不同的心境。他的青春年少時期，正是吉爾鬧得很兇、讓媽媽心煩頭痛的開端，在那個沒多少人知道自閉症的年代，他曾認為弟弟種種的無理取鬧是媽媽寵壞的結果。

原本，他以為自己只要把家裡的珠寶事業照顧好，讓媽媽可以無後顧之憂地為肯納大家族服務，就是他能夠做出的最大貢獻了，然而，隨著肯納家族的夢想越做越大，他意會到，這是個需要不斷澆灌的園地。這些年受大環境景氣影響，讓他在思考事業的未來走向時，也慨然樂意讓珠寶事業轉型為社會企業，只要交易成功，就撥出固定比例捐贈給肯納基金會；未來珠寶事業在肯納莊園的社福園區也會設置門店，這是他身為肯納症者的手足，所能做出最具體的支持，彭玉燕也因此感到無比安慰。

就算戶頭只剩一萬元也不怕：陳金燕夫婦

十多年前，肯納家長陳金燕還擔任臺北市自閉症家長協會理事長和臺北市自閉兒社會福利基金會董事長的時候，就已經與彭玉燕相識，知道肯納基金會想要推動雙老家園的事了。四、五年前她卸下了這兩個義務性的角色，那時彭玉燕也正要開始為肯納莊園找地，每回要去看建家園的土地時，她總喜歡拉著陳金燕一塊兒去。儘管陳金燕心裡覺得這事壓根不可能，但只要時間允許，她還是每叫必到，不忍掃彭玉燕的興。

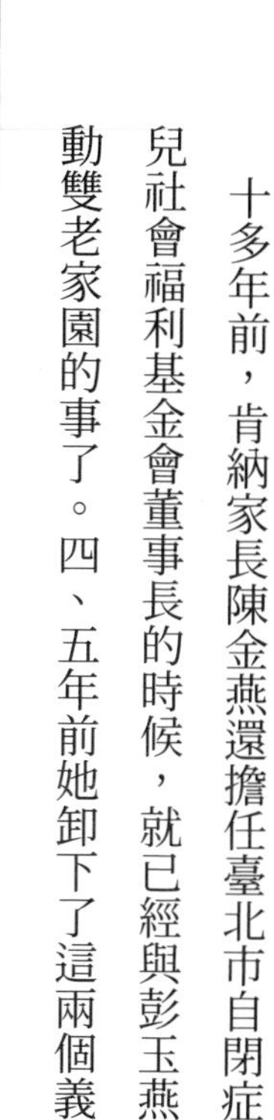

金燕與孩子的合照。

他們前前後後已經無法細數到底看過多少土地，卻沒有一個適合：不是地點太偏僻、路途太遠交通不便，就是地段好但是太貴買不起；不是所處的區位夏天太熱，就是太靠海邊冬天太冷……看來看去就是沒有合適的。最後陳金燕忍不住提議，不如在臺北交通方便的地點找個地方，用標案的方式，申請公部門的資源來做，會不會比較有可行性？

言猶在耳，沒多久彭玉燕又找她到桃園龍潭看地了。這回看的地，沒有前述的缺點，但美中不足的是，以肯納莊園的整體規劃，九百多坪的土地實在不夠用。這時候，地主提議可以順便把隔壁的土地租下來呀！

只是，租地總有變數，買下還是比較踏實。彭玉燕設法跟隔壁地主聯繫上，談了幾次，似乎希望不大，有一回對方代表突然說起，其實自己家族裡就有一個高功能的肯納症孩子，已經是高中生了。談到這裡，彭玉燕與家長們才覺得買地一事真的有點眉目了……

經過一番往返，終於談成了！就在眾人振奮的當下，陳金燕卻開始煩惱。土地終於有了著落，眼看著肯納家長共同打造雙老家園的大業，馬上就要邁出關鍵性的第一步，本來不抱希望、只是陪著看地的她，心想：要不要繼續撩下去呢？

想了又想，陳金燕終究還是硬著頭皮跟先生開口。

一如既往，面對陳金燕的壯舉，先生自然是震驚，忍不住嘀咕說，怎麼每次做事都是先斬後奏啊！陳金燕也擺明了說，如果不趁這個機緣早做打算，兒子將來的安置問題，就全權交給先生來傷腦筋囉！

先生足足想了三天，最後還是把錢交了出來，只是忍不住嘟噥著說，真不知道這件事情憑幾個人要怎麼玩下去？雖然他很擔心，但卻是第一時間就願意支持和付諸行動的爸爸。付完這一大筆錢，他才告訴陳金燕：戶頭裡只剩一萬元！

陳金燕長年參與自閉症者的事務，深深了解家長們的心，她期盼著，如果這個模式成功了，不僅是自家孩子的福氣，也可以讓其他家長有信心，起而效之，再去創立一個又一個適合他們的家園。

陳金燕這三十多年來，為了兒子鎮宇，做過太多旁人覺得吃力不討好的事。為了兒子她一路不斷學習，不知不覺中竟學會了不少本事，其中一項是手作麵食的功夫，讓她在二〇一〇年開創饅頭庇護工場，創造一個友善空間，讓離開教育體制後的兒子在此安頓，也讓其他有工作及日托需求的成年障礙者加入。她簡化了工作流程，讓他們親手完成一顆顆造型奇特但保證真材實料、克克計較、絕不偷工減料的養生饅頭。價廉物美的手工饅頭雖然不足以讓肯納青年維生，但陳金燕的心念是在無路之處，為孩子闢出一個可容身的空間，並不奢求他們就此能夠自力更生。

陳金燕心裡明白，不管是庇護工場，或是日托機構，都是階段性的安置，一旦孩子工作能力、專注度、服從度不符標準時，就是他們必須離開、把名額讓出來的時候。但要到達法律上能申請安養資格的年紀，又還有一段漫長的歲月需等待，而且在獲得社福安置前，放眼目前，並沒有銜接的機制。只要想到自己老病時，還要張羅孩子的去處，真的只能用「泥菩薩過江，自身難保」來形容。所以，她完全認同肯納雙老家園親子共老的設計，幾十個肯納家庭趁早住在同一社區，互相了解、彼此幫助，彷彿是所有的家長一起照顧所有的孩子。當有一天，任何一家的父母無力照顧孩子時，孩子還有住處，且已經熟悉了環境、同伴，也擁有許多認識他、了解他的其他爸爸媽媽們和老師們。

陳金燕還有個正在讀研究所的女兒，跟哥哥差九歲。由於父母都在工作，且其他時間需要陪伴情緒不穩的哥哥，她自然地養成獨立自主的個性。

從前，她也想過自己是否將來需要承擔照顧哥哥的責任，覺得壓力很大。但現在父母會告訴她對哥哥的長遠規劃，減輕了她原先的壓力。她相信，如果自己對未來有什麼夢想，只要父母能力所及，也一定會協助她實現，如同他們為哥哥所做的一切。

就當作幫孩子買一個保險：李秀玉夫婦

肯納基金會在二〇一六年七月三十一日正式購置「肯納莊園」預定地，該地位在桃園市龍潭佳安段。不過，那時候上google搜尋，恐怕還找不到確切位置。一般人買房子，尤其是為了養老用的住家，恐怕是這輩子最重要的大事之一，怎麼可能在沒有任何憑證、連土地確切區位在哪裡都不知道，甚至也不認識任何相關人士的情況下，就把資源投進……但是，多位肯納家長居然就這麼做了。

跟基金會沒有特別淵源的家長李秀玉，憑著多年前兩次接觸花蓮肯納園，以及對於行義路肯納基金會的美好印象，很快就決定要成為肯納莊園的第一批住戶。在為兒子的生涯做長期規劃的過程中，她曾想過把自己的住家捐出來，再找五、六個和兒子合得來的肯納青年成為一個小團隊，看看能否引進政府資源，辦一個迷你的小作所。但進一步了解相關辦法後，發現這樣的規模太小，沒法符合政府

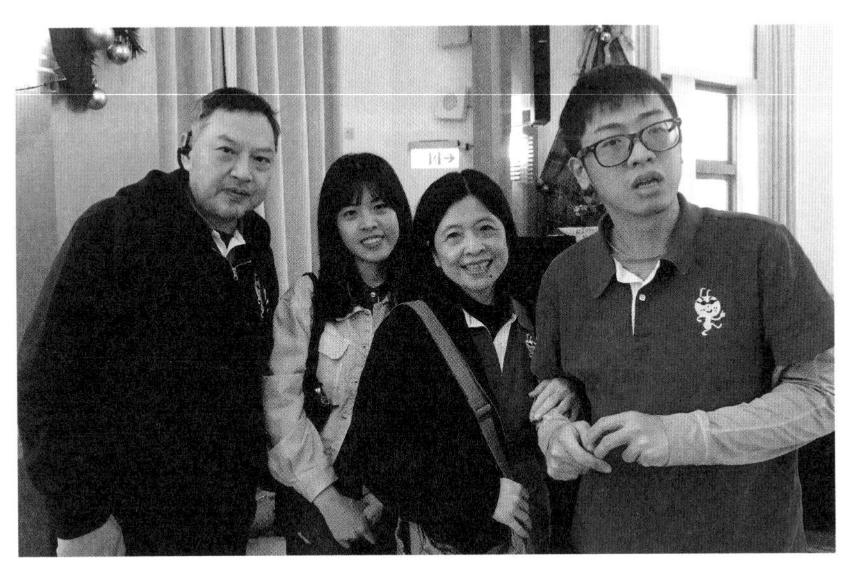

秀玉與家人。

現有的補助條件，而打消這個念頭。

兒子讀國中時，偶然聽到相熟的家長要去花蓮肯納園參加營隊，那是她初次知道肯納園。不久她特別安排一趟三天兩夜的家庭小旅行，去看看傳說中的肯納園。那次的印象很好，除了覺得用合理的價格住進CP值高的民宿很舒適之外，至今仍記得庭園種了很多桑葚，房間裡的設備和寢具等都很有質感；最最重要的是，有過敏體質的兒子，住了三天一點都沒事——這就很難得了，秀玉的兒子情緒問題並不嚴重，然而一旦過敏造成身體不適，難免就會引發情緒了。

幾年後兒子高三，秀玉認為是時候

該為他下一階段的生涯做打算了，又聽說肯納基金會在行義路成立了小作所，可提供離校後的肯納青年日間職訓和持續學習。於是，她又專程來到這個低調棲身在北投的基金會，親自看到這裡有寬大的前庭後院、整體環境宜人，各項設施都質感很好，但終究考量到路途與交通，沒讓兒子加入。當她得知龍潭家園的機會時，光憑著前兩次的好印象，便認為肯納基金會的主事者很重視品質，於是沒有考慮太多，就決定要成為肯納莊園的一份子。

其實夫妻倆相偕去聽說明會時，一開始先生還有所遲疑，認為什麼都沒有就要在兩、三個月內作出決定，實在是太冒險；李秀玉用來說服先生的說詞是：「就當作幫孩子買一個保險吧！買保險也是在得不到任何好處的階段就預繳費用啊！而且就算最後沒有做

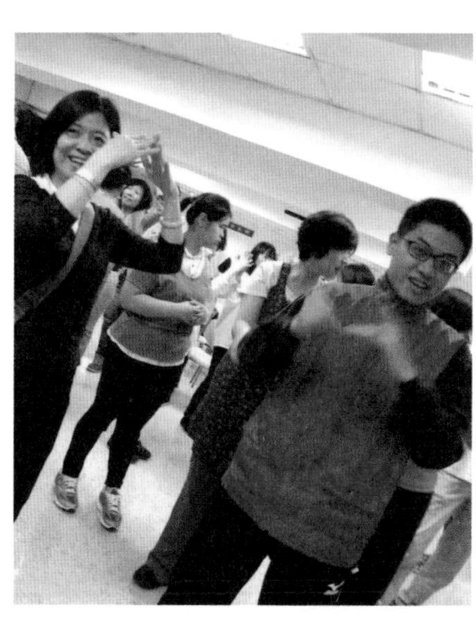

秀玉參與孩子的活動，與孩子一同活動筋骨。

成，至少我們努力過，留下寶貴的經驗給年輕的肯納家庭參考。」

原本，秀玉的先生擺明了，即使將來莊園蓋好他還是要住在臺北，不打算跟太太、兒子一起搬到龍潭去。怎料，後來先生經歷一場大病，病中的體驗著實讓他好好思考了一番。現在的他態度大大轉變，主動說將來要一起住進莊園了。

萬金難買好鄰居：康爸爸

康爸爸，則是另一位只要想到太太說要把孩子未來的安置交付給他，就無比頭痛的家長。

他的長子就讀國立大學研究所，么兒卻是肯納症者。老大直到兩歲半才開口說話，因此小兒子兩歲多還不會說話時，康爸爸也沒放在心上。是醫師發現孩子的眼神與人沒有接觸，才讓他們夫妻意識到情況有異。照顧肯納老么的工作向來是太太費心的多，孩子讀小學二年級時太太就辭去工作全心照顧，康爸爸的任務主要是下班之後帶孩子出門玩耍。

雖說這孩子名義上畢業於特教高職，但其實他從國中就經常請假，有一搭沒一搭地上學。他有點小聰明，完全清楚只要做出哪些行為，學校就會通知家長帶他回家。但這孩子在國中以前，並不是這樣的。

許多家長不約而同地提到，孩子們在小學階段似乎比較容易遇到貴人老師，有些孩子甚至可以在一般小學的資源班完成學業。但到了國中，一些孩子漸漸無法待在普通學校的特教班，得往特教學校接送，甚至有時連特教學校也待不下去，最後不得已必須提早離校。在適應社會的過程中，肯納青少年比起其他障別的孩子更辛苦，過程中更容易在心裡留下創傷。康家的肯納兒，就是其中一個。

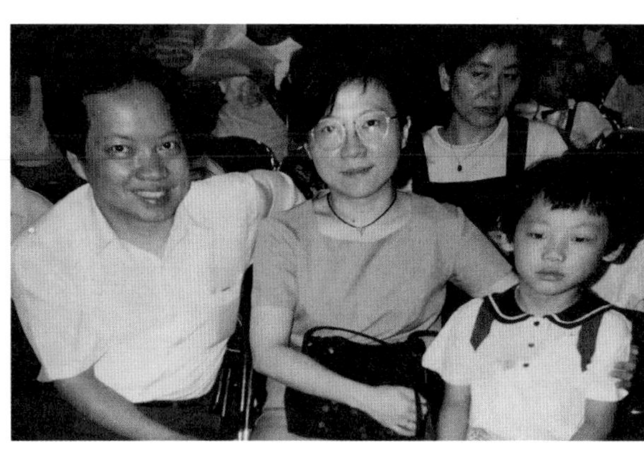

康爸爸與家人。

這幾年，兒子幾乎天天「宅在家」，美食或是外面的花花世界都引發不了他的興致，這是他目前的固著行為。因為一天到晚在家，又容易吵鬧暴跳，經常被鄰居抗議，康家簡直成了社區中的麻煩人物。幸而康爸爸發現，肯納兒的固著行為是會移轉的，不同時期有不同的固著對象，做父母的只能等待下一次的移轉。

康媽媽交付給康爸爸的任務是，退休之後負責規劃兒子的下一階段人生。眼看著退休年限指日可待，他開始積極尋求社會資源的協助。二〇一八年冬天，經由桃園市的社工介紹，得知了肯納莊園的訊息。雙方接上頭之後，基金會董事長親自來拜訪，康爸爸只考慮了一、兩個星期，便果斷做出決定，並且決定成為彭玉燕樓上的住戶，只因為他跟彭玉燕提到自己的孩子會吵、會暴跳，很怕干擾到鄰居，彭董秒回：「不吵鬧、不暴跳，那就不是我們的孩子了呀！」就憑著這句話，康爸爸知道最佳選項已經從天而降了。

這些年來，他數不清到底跟鄰居賠過多少不是、做過多少說明了，但總是無法獲得諒解。而肯納莊園集結了一群和他有同樣需求，也打算親自入住、共同關照「我們的孩子」的家長，一起營造一個沒有歧視、安心自在的家園，這正是他所需要的。哪怕他們家人口簡單，事實上住不了太大的空間，但他還是選了董事長樓上的那戶，只因為這位好鄰居已經親自保證不介意吵鬧了。萬金難買好鄰居啊！

照顧肯納兒也不忘成就教保員女兒的社福大夢：帥帥媽與女兒

對於莊園有期待的，不只是家長與肯納兒，還有肯納兒的手足。

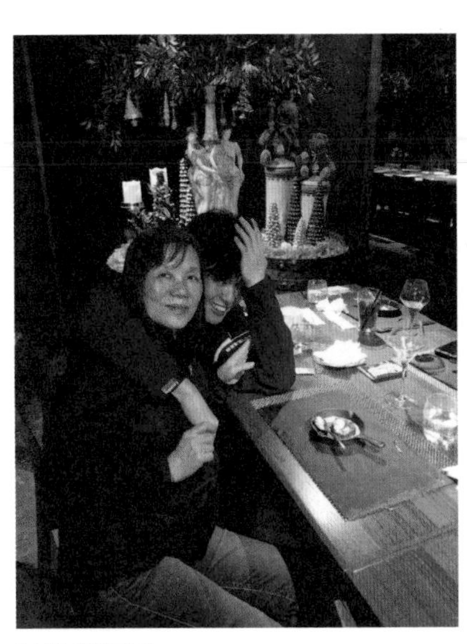

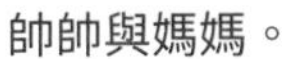
帥帥與媽媽。

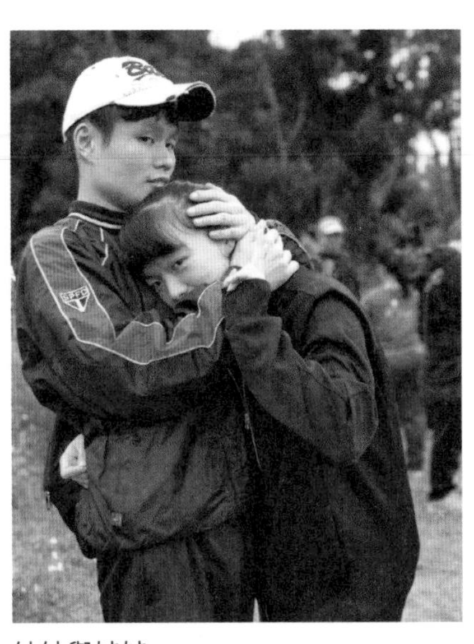
帥帥與姊姊。

帥帥媽是個堅持把肯納兒帶在身邊親自教導的母親，她在的地方，就有肯納青年「帥帥」的身影。帥帥的大姊，在自閉症社福機構的小作所當教保員超過三年了，一直比媽媽更期待肯納莊園，三不五時就冒出新點子，有滿心說不盡的夢想，還立志要讓肯納莊園成為最夯的打卡景點。帥姊在國中選擇社團活動的時候，就主動參加愛心社，想了解社會上的弱勢者，為他們盡一份心力。

帥帥媽總謙稱自己是追隨陳金燕的腳步而成為肯納莊園的一員，然而從她堅毅、果斷的面容與性情，就看得出她絕不是盲從的人。

所有家長都遭遇過一般人對肯納兒不理

解、歧視、無禮甚至羞辱的言論。通常大多家長是把眼淚往裡吞，但當對方太咄咄逼人時，帥帥媽卻會平靜地告訴對方，是過去的教育讓我們學習得太少，以至於不能了解世界上有許多不同的生命狀態。她會建議對方回去多多學習，修補過去教育的不足。

直到現在，連帥帥媽的父親都還會對她說：「怎麼不把兒子教育好？」父親的觀念仍像許多人一樣，認為肯納兒的行為是父母沒有用心教導的結果。這時候她就會幽默地回敬老爸：「這就要怪你自己品管沒做好，有不良因子的產品還硬要上市，我能怎麼辦呢？」

帥帥媽很早就在為兒子的未來做打算，未雨綢繆地參觀各個機構。有一回到臺南某機構參訪，讀小學的女兒也同行。參訪完，一踏出機構，女兒就斬釘截鐵地告訴她：「無論如何，弟弟將來絕對不可以送到這樣的機構去！」帥帥媽並不只是為兒子參與肯納莊園，同時也是為了成全女兒對社福的理想，尤其希望將來入住莊園後，可以陸陸續續和肯納基金會一起把雙老家園的社福體系建置起來，讓雙老家園成為地球表面上實至名歸的夢幻家園。

我的孩子，自帶福氣：均均媽

學古典音樂的均均媽有種自然而優雅的氣質。旁人聽到她是退休教師，總以為她日子過得優渥，事實上單親多年的她，以一份薪水養大了一個亞斯兒、一個肯納兒，箇中辛苦一言難盡。她教職退休不久，又碰上年金改革，退休金大幅被砍，還得支付均均每月固定的自費治療，對於太遠的未來，她沒力氣多想。

和許多肯納家長一樣，當均均升上高三，她就開始幫孩子積極物色下一個去處。只要得知有任何庇護工場或者小作所，無論地點遠近，一律先登記排隊再說，只要有機構願意接受均均，不管畢業了沒，趕緊先卡位最重要。

均均屬於功能較「好」的肯納

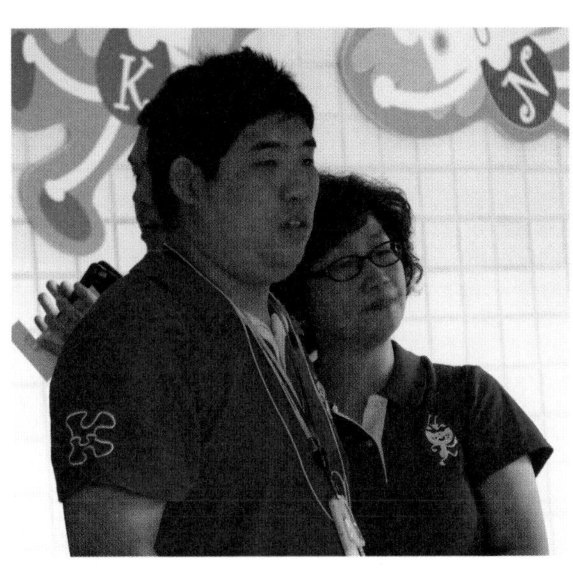

均均與媽媽。

青年。他有口語表達能力，喜歡歌唱、歌喉也不錯，有他的地方就有他響亮的聲音，讓人注意到他的存在；他能自己搭乘大眾交通工具到處去玩，還有強烈的自我意志，總是故意與媽媽唱反調。每逢假日，他有自己的一套一人小旅行行程：先一一巡視大臺北地區他鍾愛的各個錦鯉魚池，最後一站則是滿心歡喜地到士林夜市吃大餐，再開開心心地回家。他喜歡獨自行動，媽媽雖不必隨行在側，但手機必須保持開機，讓均均隨時找得到媽媽，要不然，等均均打道回府，媽媽就別想有耳根清靜的一刻。

均均很喜歡跟人互動，對他人的反應特別敏感，常希望對方必須立即回應才行。若對方始終置之不理，均均的情緒就容易上揚。均均在前一個機構的時候，媽媽發現他言行舉止格外小心翼翼，總是一副擔心受怕的模樣，完全不像她的均均；幾度均媽到機構去，看見均均想跟老師說話時，老師們那副冷漠的樣子，她驚覺到：這個會讓孩子提心吊膽的環境，是待不下去了……

沒等到機構「退貨」，她就主動讓均均離開，趕緊回頭一一詢問曾接觸過的單位。問到肯納基金會時，才發現自己老早就登記過，還不只一次，可見當時多麼急切，連重複登記了都渾然不覺。值得慶幸的事，原來排候補第二號的他們，經過幾個月、繞了一圈回來正好可以立即補上，簡直無縫接軌！從此均均就在肯納的小作所安頓下來，儘管新店工坊離家遠了一些，但總算母子兩人都可以安心了。

均均能夠成為肯納莊園的一員，均媽說，只能說是孩子自帶福氣！

均媽只要一想到孩子先前害怕惶恐的眼神，就激發她一股誓死加入莊園的動力。恰好這時均均從長輩處得到了一筆餽贈，均媽趕緊一口氣把那筆錢匯入，搶先卡位。不足的部分，她則跟臺中娘家商量，把娘家已經過戶給均均的房子拿去貸款，來繳納莊園的餘款。向母親稟告此事時，老人家很擔心她是否碰上了詐騙，什麼影子都沒有，就如此莽撞拿現成的房子去貸款，去買一間小小坪數的集合住宅？幸好，她在這幾年意外相逢了師專校友子修媽媽，得知子修媽媽也有個肯納兒，且孩子從特教學校畢業後就進入肯納和平工坊了；修媽還積極參與基金會的事務、擔任過家長會長，也已經未雨綢繆地預訂了莊園。這訊息讓均媽在面對母親的疑慮時更能理直氣壯地說服母親。這幾年來，每次只要聽到物價上漲、莊園住宅的售價也跟著調整的時候，她就會忍不住打電話向母親報告，並一再慶幸自己當時的勇氣。

理念支持先於實際需求：林爸爸

而另一位家長林爸爸，則是眼前還沒有需求，卻在理念上積極支持雙老家園。在肯納基金會推動莊園之前，林爸爸就主動上門來拜訪，想進一步了解基金會與雙老家園的運作。彭玉燕完全不認為他是認真的，因為他家的肯納兒才兩歲多，還有很多早期療育的功課，林爸爸會不會搞錯階段性重點了？

到了莊園火熱推動時，林爸爸又登門拜訪，當時他手頭沒有多餘的現金，但還是想辦法盡快加入莊園成為其中一員。知情的人都說，林爸爸買的是肯納莊園的理念，以及對這份理念的具體支持。林爸爸也不諱言說，他就是想要成為「肯納莊園」的一份子，成為局內人，並希望能夠和大家產生思想和觀念的激盪，持續帶給大家不同的想法與刺激。他認為肯納莊園最初的規劃雖然是雙老家園，但未必要侷限在這個面向。他已打聽好莊園附近的一所小學，認為將來可能有合作空間；他也主張莊園的發展，務必要放眼在整個桃園的區域發展之中，並著重和雙北市交通與資源的連結，萬萬不能限縮在莊園內的小天地。

林爸爸的長子已經成年了，他自己也進入半退休狀態。他發現中年之後才生的小兒子兩歲多時，孩子發展有些緩慢，語言能力不但沒進步，還出現語言減少現象。年逾半百的夫妻兩人遂一起投入療育，共同摸索教育這個孩子的方法。這應該是令所有家有肯納兒的媽媽羨慕不已的地方。大部分的肯納兒出生時，父母都在青壯年，正處於家庭事業兩頭燒的階段，而且家裡往往還有其他未成年孩子需要照顧，少有家長可以像林爸爸、林媽媽這樣同心協力教養肯納兒。

為了小兒子，林爸爸在孩子七歲時舉家從中國搬回臺灣。對於上海土生土長的林媽媽來說，到臺灣過日子真的是需要很大的調適，但為了兒子，媽媽還是一起搬來了。

還在中國時，林爸爸在帶孩子做療育的過程中結識許多年輕家長，後來甚至建立了一個幾百人的聯繫群組。他認為這些年輕家長並不是不努力，而是被中國政府的網路屏敝政策所限制，缺乏相關資訊。也因為中國的網路限制，臺大畢業的林爸爸得經常經翻牆檢索世界各地網站，並將找到的許多歐美特教影片、資訊，熱心地在群組裡分享。

自從林爸爸一家參與之後，家長群組中經常能看到他們夫妻倆對兒子的治療和教育所投注的努力，且孩子每過一段時間便有驚人的進步，實在令人既羨慕又感慨。原來當家長雙方一致投入時，透過陪伴孩子自學、善用科技輔助，並勇於嘗試各種方式來療育，竟然可以產生如此驚人的結果。

此外，林爸爸也看好肯納莊園的前景，他對於在莊園發展家長退休後的相關產業特別有興趣，新點子總是源源不絕。

花蓮豐田肯納園時期，讓許多家長裹足不前的首要因素就是地處偏遠、交通不便。家長要上班、其他孩子要上學；單親或經濟不寬裕的家庭，更是無緣。這些讓花蓮肯納園陷入困境的難題，到了規劃龍潭肯納莊園時期，就成了必須積極面對的重點。順應目前高齡化社會的最新趨勢，即使肯納家長們已經陸續年屆退休，也不表示他們從此就賦閒在家，而是可能在肯納莊園的社福園區內、帶著肯納兒一起開展職涯第二春，這也是肯納雙老家園跟一般共同住宅社區的差異與最吸引人的亮點之一。

讓孩子用他的速度，慢慢來：善芬

善芬則是另一種類型的家長。她的孩子 Steven 在美國出生，十二歲才跟著她搬回臺灣。

問起善芬從何時開始思考孩子的生涯安排，她說，在美國，一旦確認孩子是特殊兒，社福的支持系統就會介入。因此她的孩子從小學開始就在假期參加 Group Home 活動，接觸家庭與學校之外的其他社群，還有一對一的社工提供個別式服務。在這樣的環境下，她一路都在思考孩子的生涯，並非到某個特定的時間點才覺得特別迫切。

當時已是單親狀態的善芬，還記掛著在臺灣的雙親。父母還年輕時，每年都會到美國住上大半年，但隨著年紀漸大，他們就是要定居在臺灣了。善芬接受了當時主管的分析建議：若在父母都算健康時回臺，還有承歡膝下的機會，她也只需要為孩子的教養費心；但如果等到父母都需要照顧的臨界點才不得不返臺，那麼她同時要關照三個人，恐怕很快就吃不消，變成四個人都有狀況。因此善芬決定在 Steven 還小、父母也還健康的時候，回臺定居。但回來之後，語言、文化與環境轉換的衝擊對孩子太大，因此除了上學，Steven 有七年的時間都待在家中。

如果一直待在美國，善芬分析，孩子的確是會比較快樂。一來環境熟悉，二來 Steven 那時還小，沒有太多情緒困擾，就算讀的是一般學校的特殊班級而非特教學校，也都適應得很好。只不過，美國福利措施雖然多，但實際上真正用得到的可能只有一、兩成，假日更不可能提供服務，就算家長願意付費也未必得到服務。而臺灣整體的福利或許不如美國多元週全，但卻有較高比例是看得到也用得到的，並且較為平價。

善芬的個性，是凡事都得周詳計畫，才會安心。回臺後，她盡可能多參加各式基金會、家長團體，主動了解各種資源，最後透過教會的姊妹接觸到肯納基金會後，也立馬響應肯納莊園的共創家園行動，隨後並受邀成為莊園決策小組的一員。

Steven 從特教學校畢業後，繼續參與教會體系的喜樂家族，接著進入肯納小作所信義工坊。但剛進小作所的前半年，Steven 都沒法融入同儕生活。

所幸，Steven 在小作所有個「麻吉」夥伴，所有人、包括最親近的教保老師，都不知這兩人是何時變成哥倆好的。Steven 和「麻吉」並非透過言語溝通，而是有著特別的默契。二〇二〇年年初，信義工坊的學員準備搬遷到健康工坊，為了讓他們及早適應，搬遷前基金會陸續辦過多次拜訪新環境的活動，每次Steven 都跟這位好友挽手同行，形影不離，完全沒有因為轉換環境產生適應不良的情緒問題或有任何抗拒，令人嘖嘖稱奇。

善芬很明白，自己的孩子習慣新環境需要比別人更長的時間。幾次帶他參加

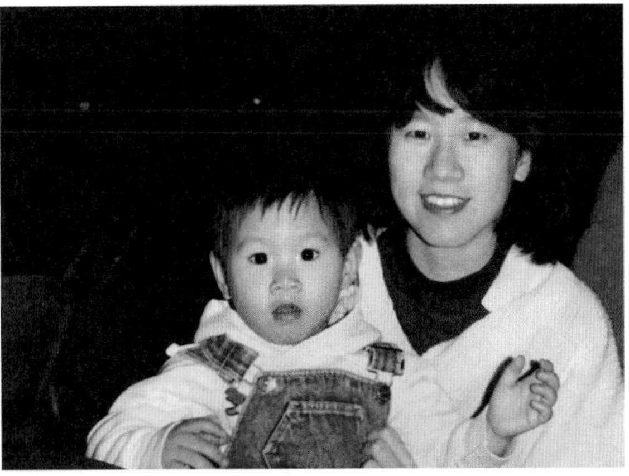

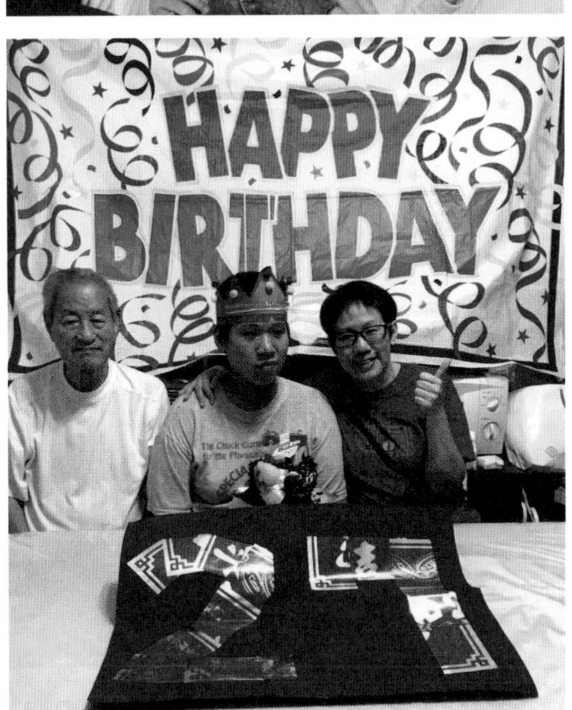

善芬與小小Steven（上圖）。善芬幫Steven過27歲生日（下圖）。

龍潭莊園舉辦的住戶親子聯誼活動時，母子倆早早就來，直到活動都快散場了，Steven卻還在場外徘徊，堅持不肯進場。但她都由著他。善芬說，只要莊園一蓋好，她一定要用最快速度入住，她清楚這孩子不能催，他有自己的適應步調。為了孩子，即使媽媽的心很急，也要讓孩子用自己的速度，慢慢來。

7

凱風媽（菲蘭）的獨白

若你安好，便是晴天

若你安好，便是晴天。

——徐志摩

春節家族聚餐，各自就位在長青桌與青幼桌。在長青桌裡，唯有你是三十歲以下的年輕人。青幼桌裡笑語喧嘩，不時迸發出熱鬧又青春的氣息，你本應該坐在那裡，與兄弟姊妹們談天論地，逗弄可愛的子姪輩們。但是，沒有人可以破解你的星際符號，彼此之間只剩下擦身而過時，那片刻的接觸，雖然血脈相連，但緣有深淺，莫可奈何。

你大塊朵頤，吃得十分盡興，吃罷率性而去。飯後大家走走、逛花園、團體照，就缺你一人。

「你只願始終做個旁觀者嗎？」我不禁自問。

可是，我一直都記得，那年夏天，你們幾個星星，和諧共度了二個星期；在花蓮，你與星兒J，一前一後亦步亦趨，彼此那麼相容。在星星家族的聚會中，也不曾看過你急切地想要撤離。或許，真的只有在星星家族裡，你才能找到自在，不再只是個「旁觀者」吧？

那麼，等「肯納莊園」蓋好，我們就馬上入住，讓你和星星夥伴們可以用星際符號……暢所欲「言」，盡早找到多年來尋尋覓覓的自在與幸福！

請不要說我偉大！

遇見肯納自閉兒，並不是出於我所願、所求。我多麼希望，能擁有和自己一樣平庸的孩子，不需光耀門楣，不必奉養父母，不用傳宗接代，只要這孩子可以照顧自己，平安健康快樂即可。但是，天不從人願，初為人母，就遇到這樣的震撼。自閉兒空靈的眼神，不說話、不要抱、不要人……讓我非常地挫敗、沮喪、失望、焦慮、不安。

我相信他是一個有學習能力的孩子，不相信他學不會，但我用力地教，反而引來他更大的反彈，終得兩敗俱傷……我怎麼能算偉大？

曾經，他是一個終日狂飆的孩子，而我是一個赤目金睛，蓬頭垢面的媽媽。我們之間曾經不斷上演著：一直地催促，不斷地催促，快一點走，快一點上車，快一點起來，快一點……，屢屢打斷了他的「冥想」而引來情緒，他的情緒又引發我的情緒。

我曾因為自閉兒特殊的行為與撒潑式的嚎叫，感到生氣、發怒又自覺委屈。為了維護自己虛弱的面子，我也曾深深傷害了孩子的身體和心靈。我是一個成人，是「強勢」的一方，當我大手一揮，我的情緒得到了紓解——而他的呢？

星兒們幾乎都有頎長壯碩的身形，卻配置了極不相稱的玻璃心，非常容易受傷。他們不會告訴你：「我的心受傷了」，但心傷到了最高點時，他們或採不合作態度，或充滿高亢的情緒，或施以暴力或退縮到自認安全的地帶。孩子的心受傷了，無論是何人、何事、何時造成的，其結果，最終還是要由家長承擔，沒有誰能代我們承受。

我曾怨他把我搞成這副樣子，從沒想過自己有沒有錯……事實上，我錯得很多、錯很大！我錯在要他回歸「主流」，至少不要鬧、不要叫，那樣我會很丟臉──於是只要叫鬧一起，就立即壓制。當年小學老師用粗暴方式對待他的時候，我也沒有強力護衛。

我怎麼稱得上偉大？

有人說：「我們的孩子，他的情緒障礙是天生的……」若真是如此，那麼，為何在我幡然醒悟，改變自己的態度，和顏悅色乃至「曲意承歡」地面對他後，他竟也能以和緩的情緒，回饋給我？

感謝主！我的星兒真是個好孩子，從沒有憎恨我，讓我有機會自省、悔悟，並向他公開道歉。

星兒需要一生的長程教育和持續訓練

當孩子小的時候，還看不出他的人生全貌，不知道他最需要的幫助是什麼，我只能且戰且走，從職能治療、語言治療……然後銜接到國小、國中、高職。但是，這段學校教育過程，終究不是為這樣特別的孩子設計；一般孩子通過這段教育訓練，有了獨立的條件與基礎，有些甚至可以展翅高飛找到自己的天空。而我的「星星王子」的學校生涯，幾乎是一段成果極少、狀況很多的失敗歷程，整個過程，就像是延長了近十年的托育班。肯納自閉兒的神智延宕、行動延宕的特質，讓每天的出門，充滿了拒絕、拉扯、喝斥、緊張、生氣的氛圍。日復一日，終年無功，徒增歲月而已，一段學習的黃金歲月，就此化為烏有，還給人留下情緒障礙的印象。

直到現在孩子長大了，終於了解他需要的不只是以高職為上限的特教學校生涯，也不僅是在醫院所接受的那短短幾個月的語言治療與職能治療而已，而是一生的長程教育和持續訓練。

如果歲月是一條拉鍊

時不時就聽聞肯納家族的孩子被「退貨」了。「退貨」這件事，無非就是：他不要我，我不要他，或兩者皆是，而通常是他方主動，我方被動。

家長為什麼非要把孩子「送出去」？試想原因：孩子高職畢業了，不能留置在家，因為擔心放在家裡的孩子，容易萎縮、孤寂、退步……，他需要群體生活的刺激；「送出去」一方面也是為他日後的終身養護，提早卡位。

孩子小的時候，家長仍然夢想著，他會好轉，直到夢醒了，頓時覺得好累，渾身乏力……我累了，也老了，沒有體力了，誰來照顧他？

從現在往回看十年或二十年前，捫心自問：孩子有什麼變化？進步了多少？如果歲月是一條拉鏈，上下幾十年，可以隨意拉到人生的每一個段落，我想拉到星星王子幼年時期，回到那時候做一些修正，以改變現在的樣子。

我一定要堅持讓他上幼兒園，讓他在與人的距離尚未擴大之前，有學習模仿的機會，即使園方用「我們不會教自閉兒，沒有經驗……」的理由拒絕，我也要不顧臉皮的懇求。

我會選擇離群索居，身為父母的我們與孩子適合獨立生活，不要擠在公寓裡；周遭過多的同情或歧視，都會加重我的壓力與情緒，再轉嫁給無辜的孩子。殘障，非孩子所願，更非我所願，我們彼此相遇後，各自都在學習，學習過程中，外力不宜太早介入，除非我們主動求助。

我也會選擇在家自學，如果學校對他而言，只是加長版的托育班，又何須浪費那段十二年的時光？我要在家自學，掌握他的學習機會也把握時間。當然我知道，國家不能也不會傾所有，僅獨獨照看我們肯納族群。但是如果我有能力遊說政府，我會請求成立「肯納之家」，畢全功於此一役，讓我們可以在這裡，互相扶持、取暖、互助，擘畫孩子一生，教育、照顧他一輩子，無需再有其他的照顧，不再增加後續的社會成本。

或者我若有財團老闆千分之一之財力，我會約十戶自閉兒家庭，以戶為單位，分層共住在二棟公寓裡，以一樓為「公共教室」，家長輪流為師，全方位教導孩子各種知識與能力。教室近在樓下，免除每天奔波於途，不必把生活面分割成片片段段，又可以放手任他的神智遨遊、延宕，不被打擾，維持他的情緒平和愉悅。

可是，歲月時光恰似一條河，只有前進，無法回頭，我只能站在現在的位置，想好怎麼做才是對他的未來最好，讓在下一站的我，沒有現在的惋惜與遺憾。

照顧肯納兒，父母是無可替代的專家

天下唯獨親人與孩子，不能自由選擇，既然孩子生了，無論愚、鈍、魯、障，都是此生不能割捨的孩子。身為父母者，如此燙手的孩子，終究是我們的責任，應該承擔，不會也不能逃避。

多年來帶著孩子到處奔波，匍匐前進，嚐盡辛苦，也不見隧道外的光，前景令人心驚。為了讓不能獨立的孩子，也能擁有尊嚴與幸福的生活，堅持守護著孩子，親子不分離，便是此生最大的功課。

家有肯納兒，是一場艱困的長期抗戰。過去累了的時候不免會想著：「想辦法擠進五星級機構！」「回歸專業，讓專家照顧他！」

曾經有一度，當孩子感知到自己可能被放在某五星級機構裡時，他看著爸爸，流下了無聲的眼淚，這是何等敏銳的孩子啊！而做爸爸的，就算已經身心俱疲，也不忍看著長成大樹般的孩子，流露出驚慌的表情、淚眼汪汪，終究還是帶著孩子回家。如果能有一群肯納父母共同帶著彼此的孩子，稀釋掉太過集中的壓力與體力，又何需苦苦獨立支撐把自己累壞了、累病了？

身為家長的我們都心知肚明，照顧肯納兒，父母是無可替代的專家。為了孩子和我們自己，勇敢的奮力一搏吧！搏出一個掌握在自己手裡的未來。

放山雞、飼料雞與鬥雞

說起星兒與我，真是一頁心酸史。

回顧過去二十多年，孩子與我猶如兩人三腳，平順的少，踉蹌的多。在一次絕望、生氣的時候，我曾賭氣地說：「以後，把你放在哪裡、哪裡，有苦給你吃了！」可是，我真的要這樣做嗎？

把性好自由且個性獨特的放山雞，圈養在飼料雞的籠子裡，他不會變成順從的飼料雞，卻可能變成一隻鬥雞，把自己衝撞得頭破血流，我真的不忍心！

往前看，前方之路更加險峻，這也讓我看清了，肯納孩子的人生，不是一個家庭可以獨自承接的。近三十年的教養，讓我確定：在我們約定俗成的社會裡，任我們如何地努力，他就是那被遺落在地球上的星星，微弱發光，清清冷冷，拒人千里，他需要的是一個量身定製的環境。

我認同鄰居旁人，有他們不受干擾的權利，我不會力爭「弱勢者也有我們的尊嚴權」，而強求他人一定要有愛心、包容心。因為，在我們的社會裡，重視的是個人的聰明、才智、能力。「向前看齊」、「追求卓越」是我們文化中重要的內涵。弱者，更在下九流之外很難得到理解與協助，「濟弱扶傾」同情弱者，是近代進步的觀念，但還是屬於個人修為，不是理所當然的事。

我只希望可以陪伴孩子久一點，看著他在我眼前長大、慢慢變老，無須思念，不需遙想：「他現在是什麼樣子了？」因為他就在我的眼前。

可是，我能怎麼辦？

曾經我能夠想到的，就是趁早選擇還不錯的機構，在旁結廬而居，用眼睛看顧著他。多年來，第一位遇見有共同想法的是妞妞媽，我們約定共居，依附在有著寬廣空間與良好名聲的機構旁邊，在家彼此共學，在外親近機構，及早剪除心中藩籬，以備孩子必須入住機構之需。儘管這樣仍有所不足，但是，我只是一個能力有限的家長，只能用如此陽春的方式，多陪他幾里路……

正想與二個家庭同行時，我病了，一切戛然而止！

志業未成，我先進了醫院。病中，我更加憂鬱，夜夜難眠；難得一眠，卻又夢見他獨自一人，慌亂狂奔……

我的心難安，難心安。

也曾想過，一旦我看不到了，是不是就可以當作「以後就沒我的事了」？

實際上的經驗是，病中看不到他，心裡的不安更加急切，腦海裡盡是籠子裡，那頭破血流的鬥雞，揮之不去。

就在我治療告一段落，出院回家休養期間，聽說「肯納莊園」正在籌建，真的不敢相信，我的終極理想「肯納家人的共居、共學，親子共老」居然可以實現；這麼困難又巨大的幸福工程，本以為該是政府或財團之力得以成就，結果竟然是一群家長與基金會共同發起，成此大業。這才恍然大悟，原來，每一位肯納家長，心中都有著同樣的夢想——打造一個家園，只是，這個夢想是過去孤軍奮鬥的時候，從不敢認真地想，不敢真正去落實的夢。

如果不是父母對孩子的不捨與深切的愛、不是嚐盡哀哀無告的心酸、不是認定「只此一途，退無可退」的決心，或許也難成這個大業。

肯納孩子的人生，既然無法由一個家庭來承擔，那作為家長的我們就集眾家之力，一起承擔。不用哀怨命運對我們不公、社會不夠同情、不夠包容我們，只要自己願意，人生際遇，常常是：柳暗花明又一村。

這一次，我想好好把握機會，讓「放山雞」可以呼吸清新的空氣與漫步悠遊在星光燦爛的「肯納莊園」裡。

只願星兒有所依

某次在肯納農場舉辦的聚會遇見老友。

老友相見，談興正濃，我說我的肯納莊園，他講他的林口社會住宅，彼此鼓勵，互相祝福。

老友忽然話鋒一轉：「欸！你氣色很好，說話氣足，是不是因為……」

老友與我相識於五、六年前，那時的我雖然稱不上運動健將，也還算是健步如飛，而今，我已變成一名半殘老嫗，老友則是當時少數見過，躺在病床上最糟糕狀況的我。臥在病床上，夜夜難眠，想到的盡是：我的孩子怎麼辦？

聽說，老友當時立即向一所「機構」的負責人，拜託請求收容我的星兒，真是一位多情、仗義、善良的朋友。

可是，不能突然的把孩子放在一個陌生的地方啊！那不就是我一直在努力避免的狀況嗎？若真如此，可以預見，他將會像是路邊困在籠子裡，撞得頭破血流的動物一樣可憐。面對意志堅如磐石，追求自由與自我的自閉兒，我一直認為能照顧他、保護他的唯有父母，而我也一直在尋找願意為了孩子，以孩子的需求為核心，逐子而居的夥伴。

得知「肯納莊園」的規劃，我沒有猶豫，立即加入，這正是一個我夢寐以求的構想，用環境與群體的力量，因勢利導。這一回，我不必再苦苦獨立支撐，事倍功半地一教再教；這一回，要給他有一個平穩或飛躍成長的機會；這一回，這個家園，將確保他的現在與未來，平安幸福。我並不偉大，我只是像一頭護著小犢子的牛媽媽，追隨自然界的定律，如此而已。

他畢竟是己身所出的孩子，我不忍、不捨、不能，無法放棄他。

「自己的孩子自己救」，說來悲壯，但「一個家，一個機構，一個社會都無法解決星兒的問題」，這是一個事實。家長只有結合彼此的力量，才能解決自己孩子的問題，孩子與我們自己才可以得救！為了保護孩子，我們肯納部落族人終能集結在一起，從買地、蓋房、成家園，多少艱辛，多少盼望才走到現在。

我只願我的星星王子住進莊園後，能夠一如以往任性地做自己，而我們則盡量營造出一個環境，消除他的孤獨感、減少衝擊，期待他天天都保有好心情；或者，就讓他在我們的「同溫層」中任性吧！我們在這裡一起活動、吃飯、找朋友、做自己。放他自由，也放我自由！……

「欸！你氣色很好，說話氣足，是不是因為參加了『肯納莊園』？」

我肯定地說：「是的！」

只有孩子有所依，只有親子一起住在莊園裡，我才能真正的放心。

對我而言，「你若安好，便是晴天」。

你若幸福，便是我生你、養你的目的。

8

對肯納雙老家園的十個好奇

「在肯納雙老家園裡，我是現在的老人，他是未來的老人；我以前用青春，陪伴他的成長，他以後也會用青春，陪伴我的老年。能有一個不經琢磨的孩子，承歡膝下，與我共老，我覺得很幸福。」

肯納兒的家長菲蘭非常確定，「我不是只擁有一間親子住宅而已。」肯納莊園離塵不離城，生活機能不錯，比鄰石門活魚街，走路即可到石園聯合診所，方便就醫，旁邊又有肯納農場，更是大石門休閒區的核心區……

龍潭肯納莊園，可說是臺灣身心障礙照顧的唯一創舉，在推動的過程中，常不斷接收到外界與其他肯納家長各式各樣的詢問與好奇，例如以下十個問題，就十分典型：

1 現在成年的肯納兒若離開家人，會在哪裡生活？

肯納家庭一直在尋覓最合宜的安置生活。

過去的肯納症者會被當作精神病患者，當家人自行照顧到不能照顧時，最可能被送到精神療養院長期安置，或者最悲痛也最不願意見到的，是家長乾脆帶著肯納症者走上絕路。

肯納症是腦部病變，有別於精神疾病，當肯納症者確診後，家長便終其一生試圖為他們安排更適切的去處。對於家長來說，最不理想的狀況是，當家長不能再親自照顧他、其他家人、親戚也都無法接手時，就是設法把孩子安置在社福機構辦理的安養中心裡。縱使「機構」一開始不收，也要厚著臉皮拜託再拜託。如果機構負責人說：「不保證不束縛或強力壓制」，也要逼迫自己，將孩子留給機構，故作堅強轉身離開。

而家長們能夠設想到的最好的狀況是——先未雨綢繆帶著肯納兒，一起安身在將來打算安置的機構旁邊，陪伴他認識這個機構，也讓孩子對機構產生熟悉感，直到家長無法再陪伴的最後一刻，再讓孩子就近搬進機構，把環境變化造成的衝擊降到最低。

但不管是前述的最好或最壞狀況，對親子而言都將是彼此人生最黑暗的時刻。

2 為什麼家長對肯納兒眷戀不捨，一定堅持要帶在身邊，是否太寵他們了？

他不煩，他是我的孩子。

許多家長的心聲是，就算孩子有肯納症，但畢竟他曾讓父母領略孕育生命的美妙，父母不可能因為孩子有天生的障礙就不愛他。

照顧肯納兒縱然是家長人生的負擔，但在生活中，當肯納兒情緒穩定時，那份本有的純真也時常帶給父母很大的安慰——儘管他們未必是有意取悅父母。

已經長成大樹般的肯納兒，依然保留了孩童的善良，絕不會大奸大惡、危害社會。這樣的孩子，不會因為自己翅膀硬了、社會歷練多了，就對年老父母嗤之以鼻；肯納兒與父母之間不會出現代溝、不會相互怨懟、耍心機、背叛、情緒勒索、爭奪遺產……這類問題。

肯納兒小小的巧思，也會帶給父母好大的快樂與驚喜。譬如，把木瓜切開、掏空籽，再恢復原狀放回原位，不言不語，讓媽媽自己發現後，父母會大笑許久。日常生活中，肯納兒這番無心與自在的小巧思，總是帶給父母驚喜。

父母也常揣測，肯納兒看似眼神空洞、面無表情，其實是否在耳聽八方？要不然，怎麼會低頭在玩IPAD的同時，完全沒看電視螢幕一眼，還能知道電視正在播放什麼廣告，甚至突然說出關鍵字？在親子經常相伴相依的過程中，家長從孩子的反應和穩定的情緒，就能深信孩子是感到幸福的。

每當肯納家長盤點起人生資產，會發現肯納兒和親人都是自己最重要的資產，而不是負債。只有星兒好，家庭才會好；只有肯納兒與家人快樂，所有人才會快樂。即使雙方都在變老，星兒爸媽還是願意和孩子一起住，一起老，星兒也不會嫌棄父母的老弱。

親子相伴，這不僅是父母對肯納兒愛的承諾，也出自父母本身的期盼，並非無奈。緊緊守護肯納兒並不是基於寵溺或病態的依賴，而是慎重思考後堅定的選擇。

3 為了一個腦部有損傷的孩子，投注這麼大的心力，還要移民到龍潭，下半生仍然守著他們，這能算是好的投資嗎？

是「投入」而不是「投資」，一起負擔才是肯納家長的安慰。

「投資」，並不是肯納家長參與肯納莊園計畫的視角。

和過去的人生階段買房置產或安家的考量不同，肯納雙老家園的思考核心是提供照顧服務，而親子住宅是實踐照顧的起點。家長們也都明白，既然進住，就有履行社福園區的共同照顧的責任，並不是為了享受而來。

雖然肯納兒可以唸到特教學校高職、甚至完成大學及研究所學業，但其實這只是學歷而不是學力，無法讓他們具備就業能力、獨立生活。肯納青年的工作訓練、生活技能、社會適應……都需要終生持續學習，沒有停止的一刻。

儘管有些肯納青年表現令人激賞，不僅可以外出工作，甚至還能開車，但只要沒有人幫忙，他就無法自己處理帳單、交友、就醫……。美國曾發生過一個令人感嘆的案件，一位身心障礙青年開車撞到行人後無法處理傷者，只能回家躲在牆角大吼大叫，最後遭到警方拘捕。

無論孩子功能是強是弱，家長總是又回到終極問題——孩子就是無法完全生活獨立，怎麼辦？

許多家長之所以鍾意肯納家園的「肯納社福園區」＋「肯納住宅」規劃，最主要的原因，是在這樣的組合裡，除了有安身的住家以外，還有提供照顧服務的社福單位——這才是最重要的。社福園區近在咫尺，可以依據住戶的共同需求，彈性設計符合公辦民營機構評估與規範內的課程。加上肯納青年自行從住宅走路即可抵達社福園區，家長不需要接送奔波，讓時間、空間與日常生活內容均維持最完整的狀態；而就節省時間、體力、減少精神負擔、省下接送時車輛的油資耗費而言，親子可以保有好情緒、擁有較好的相處品質，這的確算是發展家庭和諧關係的最佳「投資」。

「我真的不是只有買到一間小小的親子住宅而已。」星兒媽菲蘭再次強調。

4 肯納兒的父母過世了，還有兄弟姊妹可以照顧他，需要特別加入肯納莊園嗎？

身為父母，照顧肯納星兒的艱苦寧願自己承擔。

大多的肯納兒手足在逐漸成長的過程中，都曾經假想過將來可能會需要接手照顧肯納兒，因而感受到無比的壓力，甚至也有手足因此感到人生無望。當家長稍有餘力、稍作喘息之際，常不免對肯納兒的手足感到歉意。

縱使有肯納兒的手足，表明願意承擔肯納手足的未來，但只要在家長的能力所及，總是不願增加其他孩子的負擔，而是希望其他孩子不要放棄追求幸福的可能。一般而言，家長會認為肯納兒是自己的責任，不是其他孩子的責任。何況，當手足一旦建立自己的家庭，未必有餘力照看肯納兄弟姊妹；即使行有餘力，手足之情終究不若骨肉之愛。骨肉之愛除了照顧孩子的生活需要，也關注他的生活幸福，這樣細緻的照顧，往往不是手足能夠辦到的。

有的家長在參與肯納家園時，刻意購買較大坪數的房子，只是希望肯納兒的手足將來探視父母或探訪肯納兒時，也擁有自己專屬的房間；父母希望，肯納兒的

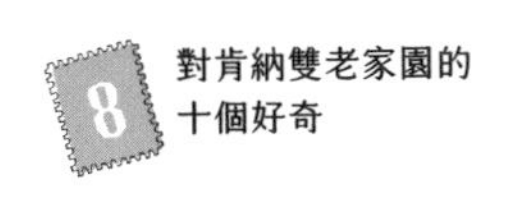

手足也把這裡當作是自己的家。在家長心中，這房子雖著眼於肯納兒的需求，卻並非只是專屬於肯納兒的。

5 家長在什麼時候迫切覺得需要集結力量打造「雙老家園」，把小家庭變成一個大家庭？

肯納親子的需要是時時存在，迫切感來自家長個人或家庭的危機感。

主要有兩個時間點。一是當肯納兒必須離開學校體制時，通常是特教高職或國中階段。無論是被迫提早離開，還是已無升學的可能，「畢業即失業」是肯納家長普遍要面對的情境。即使有些肯納青年能讀完大學、研究所，也不意味著便能夠獲得就業機會或者穩定工作。肯納症者拙於人際相處，要他們穩定就業，十分困難。

另一個時間點，是擔任主要照顧者的家長（通常是媽媽）生了大病，驚覺到可能沒辦法長久陪伴孩子。

若是同時碰上了前述兩種狀況，那就是一樁跟時間、跟命運賽跑的特急件。肯納基金會董事長彭玉燕二十多年前，便是在這樣的情境下，抓緊時間投入花蓮肯納園的建設，而和她有類似處境和心境的家長，大有人在。

之所以需要提前布署，一方面是因為肯納症者需要很長的時間，短則半年、一兩年，長則七、八年才能適應新環境，讓情緒趨於平穩；一方面則是肯納症者退化、老化得早，沒辦法等到真的老了才規劃老年的家園。

6 既然肯納症者不擅長人際互動，為什麼一定要讓他們外出適應社會，甚至還要跟許多肯納家庭一起生活？

肯納症者有權利學習適應社會，肯納家園齊力打造無障礙的環境。

若把家比喻做一個育苗盆，肯納兒這株苗無論已培育了二十、三十，甚至四十年，仍是葉小莖弱，只因這個育苗盆實在太小、養分太少。

一般孩子從小就開始學習面對挫折、害怕，隨著就學、就業，逐步打開對世界的視野。但這些成長的關卡，有些肯納兒直到中年還無法突破。對他們而言，生活充滿挑戰，連去醫院、抽血、打針都大費周章，甚至拔牙都要全身麻醉。

當肯納症者進入公共空間，例如醫院、戲劇院、音樂廳、電影院、小作所甚至餐廳，都能帶給他們全新的生活學習。若家長想讓肯納兒使用這些機構的設施，最理想的狀況是事前造訪，逐漸讓孩子靠近它、了解它，到了真正需要時，孩子才不至於驚惶逃避。但有些公共場所，難以接受個別的家庭造訪體驗，如醫院不可能預先把醫療器材及就診過程逐一展示、反覆操作，只為了讓肯納兒習慣看醫生這件事。戲劇院、音樂廳也不可能一再演練漸進式的關燈，只因體諒肯納兒因為害怕或不適應而發出的聲響。要讓孩子到上述類似的環境去體驗學習，真是難上加難。

不過一旦有共同需求的人多了，就比較容易得到幫助，譬如：集結一群肯納家庭，就可能得到醫院健康檢查的特別安排，一群人包場去聽音樂會、看電影，比較有機會得到寬容的安排及對待。

同樣道理，家長之所以選擇一起打造莊園，著眼於五、六十戶共居的規模，不太大也不太小，是由於莊園不是孤單的家庭，不再是小小的育苗盆，而是一方土地；家長費心把苗株移植至此，並非僅是找個地方安置他，而是為了讓孩子有機會繼續成長。在這個規模適當的小社會裡，身處熟悉、安全的氛圍下，肯納兒們就有自在學習的機會，朋友、同儕則是另一種「老師」，其重要性有時更勝老師、父母、親人。

肯納症者不善人際互動，但並非完全不能與人互動。基金會從花蓮肯納園的經驗發現，肯納青年在團體中，會感受到在家裡不曾感受過的快樂，甚至原本不說話的肯納症者，會在團體中說話；而一些原本和家人形影不離的肯納青年，也能在團體中生活與學習，無須家人時刻陪伴。這些成長雖然比同齡的一般人來得慢、來得晚，卻是他們在父母走了之後還能夠繼續生活的重要突破。

家長和肯納兒離開原來的生活環境，搬去全新的雙老家園，不是反而得讓孩子與自己重新適應環境嗎？

對家長與肯納兒來說，搬到肯納雙老家園，是他們有生之年最後一次搬家。

家長期望這裡將是孩子最後的安身之處，此後不需再忍受遷徙之苦；即使因此需要花上一段時間適應，但若能夠換來至少二、三十年的安頓直到終老，是非常值得的。況且有些青年入住時才二十來歲，可能有長達五十年甚至更久的安居。

在臺灣即將進入超高齡社會的趨勢中，許多人退休後由於家庭成員變少，不需要住大坪數的住宅，也不需為了通勤而住在都會區，因而往郊外或小屋搬遷。「退休族移居」現象已經出現，因此肯納家長臨老移居，並不算太特殊。

然而，對肯納家庭來說，即便前半生或三分之二的人生，是住在自己買的房子裡，然而因為肯納兒種種狀況，這些家庭未必能和鄰居或社區保有良好的關係，常常要特別低調，甚至委曲求全。但在雙老家園裡，孩子將會有一群老早認識的朋友陪伴他一起共老；而邁入老年階段的家長也能這裡找到一群相知相惜的「老伴」，不再只是獨自守著自家的孩子，未來也更值得追求。

「讓孩子還有機會成長」與「保護孩子的人身安全與未來」重要性並列，這是家長們願意捨離已經習慣的生活，臨老之際移居新天地的原因。

8 不是已有很多庇護工場、小作所供肯納青年就業、日間安置了嗎，為什麼「雙老家園」還要自行配備社福設施，徒然增加成本？

「雙老家園」不只是家園，社福階段式的適切安置才是家園的本質。

根據衛生福利部歷年的統計，高達九成的成年自閉症患者因被機構拒絕收治、無法排進庇護工場，而待在家裡無所事事，既無法學習，也無法就業，更別說適應社會、發展自我。

功能「好」的青年，有機會進入庇護工場，規律上班且可賺取薪資——但通常不會達到基本薪資水平。至於無法進入庇護工場、但條件符合進入小作所標準的學員，家長則要每月支付三千元的費用，讓孩子到小作所學習、工作。每個公辦民營的小作所最多可安置二十位學員，標準配置是搭配三個教保老師、一位社工員。家長支付的月費遠遠不足以支撐小作所的運作；即使有公部門補助，機構仍然必須自行募款，運作不易。且庇護工場和小作所都是僧多粥少，許多肯納青年排隊等著進來，卻沒有足夠的場所容納他們。

基於以上種種因素，雙老家園社福設施便有存在的必要性。住在家園的青年可以到家園的農場、小作所就業、學習，才不至於年輕時就退化。當親子都高齡時，也可就近在社福設施中活動，銀髮階段的生命也更有意義。

9 為什麼不是督促政府把照顧自閉症患者的工作做得更完善，而是家長自辦雙老家園？

如果計畫趕得上老化，可以等待。

臺灣並非高稅收、由國家提供全面福利服務的社會福利國家，民眾對政府的期待必須合乎事實。目前各縣市的日間照顧設施其實正是許多家長團體長期努力爭取的結果，然而，這些設施並不是只服務肯納症者，而是與多種障別共享的。在一般心智障礙機構設立的小作所，肯納兒所佔比例很少能達到三〇%以上，惟有自閉症團體承辦的小作所，才有較高比例的肯納青年。

肯納症者從結束義務教育，到符合法定年齡（六十五歲）進入長照體系，中間的照護空窗期長達四十多年。若家長認為早點進入長期安置比完成特教學業更重要，那麼當孩子國中畢業就不再升學，離校後到長照之間的歲月就會長達五十年。

目前能夠容納肯納青年的日間機構，例如小作所，正式辦理的經驗最多只有十來年，由肯納自閉症基金會承辦的第一個小作所，運作至今還不到十年。因此至今仍無法確切知道，若把年齡差距達五十歲的肯納症患者們放在同一個小作所裡，能否運作順暢，學員彼此之間、資深學員和年輕的教保員之間會不會有「代溝」？換一個角度解讀，之所以會出現這類安置年限長達五十年的狀況，也就是意味著：除此之外，現行體制內，再沒有其他分類更細緻的安置機制可去了。

之所以自辦雙老家園，是因為家長跟孩子都老了；年齡達五十歲肯納症者已經出現，他們退化、衰老的速度比一般人快，家長沒辦法再等待政府的福利制度慢慢完善。事實上，許多身心障礙家長團體的觀念與行動，常常都走在政府政策之前，率先做出初步成果，如此也較容易跟政府溝通。以肯納基金會來說，過去在星語小站、花蓮肯納園、行義路以及和平坊的經驗，都能讓政府社會局部門了解，肯納基金會所做的正好符合政策推動中的小作所精神，進而主動邀請基金會參與承辦小作所。

由家長自辦雙老家園，並不是放棄跟政府對話、也不是把政府應該做的事攬到自己身上來，而是再一次地走在政策與制度之先，先做出實際的模式，再尋求政策突破的可能。

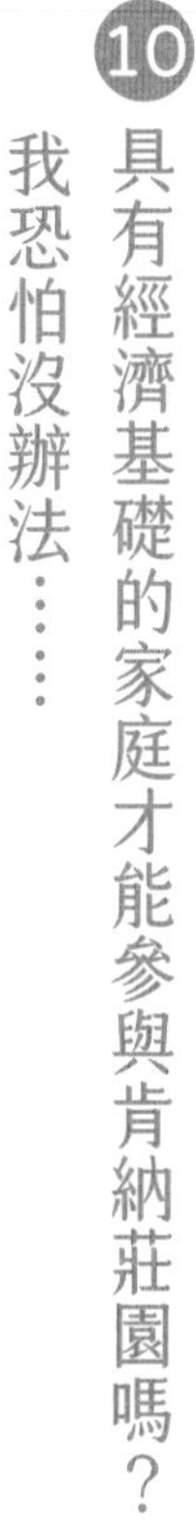

10 具有經濟基礎的家庭才能參與肯納莊園嗎？我恐怕沒辦法……

「雙老家園」是肯納家庭生活方式的選擇與投入。

當然，也不乏這樣的聲音。這話固然沒錯，卻也不盡然。

「我是克勤克儉的小康之家，並非有多餘的閒錢，必須用以屋易屋的方式，才能參與雙老家園。這樣算是具有經濟基礎的人嗎？」星兒媽菲蘭說。雖然生下了有障礙的孩子，她仍然努力，希望孩子的人生也可以過得有品質、有尊嚴，不希望他一輩子與幸福無緣。

肯納莊園的發起人彭玉燕則持續和莊園的家長們與肯納社會企業的工作夥伴溝通和討論，希望未來社福園區完工後，能讓住在鄰近且通過評估的肯納青年，參與園區附設小作所的日間作業；也希望社福園區能對外舉辦針對肯納兒、肯納家庭的親子活動。也就是說，即使並非肯納莊園的住戶，還是能夠透過使用者付費機制，共享肯納社福園區的資源，讓社福園區發揮出最大的功能。

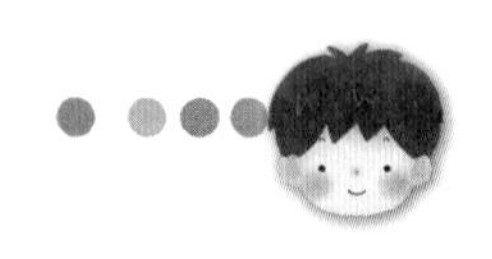

你所不知道的肯納兒

親子互相配合，不是一面倒的關係

只要帥帥媽在的地方，總會同時看見她兒子帥帥的身影，母子堪稱形影不離。這也成了某種過濾朋友的機制，有誰膽敢希望她別帶帥帥同行，那麼帥帥媽認為自己的時間也非常寶貴，不一定要花時間在不適合的人身上。她的朋友圈並不局限於肯納家族，還包括事業上、志工圈、登山圈的朋友，身為更生輔導員的她，去關懷更生人的時候也帶著帥帥。她不認為身為肯納家長就得為兒子捨棄自己的生活，也不認為兒子是肯納兒，其他人就要處處遷就他。

母子一起登山的時候，她會清楚讓兒子知道，接下來的山路比平常困難、危險、甚至必須使用到繩索攀爬，媽媽只能專注走好自己該走的路，他也必須走好自己該走的路；媽媽爬山過程遭遇的困難並不比他少，每個人都只能照顧好自己。一次又一次，母子倆完成了看似不可能、連一般人都覺得吃力的行程。

兒子雖然沒有太多口語，但母子兩人經常當眾上演誰比較堅持的劇碼。從不心軟、也不覺得母子公開對峙就會沒面子的帥帥媽，常常是那個堅持到底的贏家。雖然兒子個頭比她高，力氣比她大，但兒子拗起來反抓住她手的時候，力道卻是放軟的，他打心裡尊敬著媽媽、在意著媽媽。「換了別人的話，他可是會拚盡全力的喔！」旁人看來火爆衝突的場面，帥帥媽用一致的堅持讓兒子懂得，媽媽會配合他，而他也要跟媽媽合作，親子之間不是一面倒、誰輸誰贏的關係。

帥帥的姊姊說，「進了小作所當教保員後，才真的對自閉兒有所了解。」儘管從小和弟弟一起生活、成長，但帥姊只是接納了弟弟的行為與反應，談不上認識與理解。帥姊原本學資訊工程，後來決定轉換跑道接受兩百小時的教保員培訓，成為第一線助人工作者。

她原本不太贊成弟弟離開校園後跟媽媽成為形影不離的二人組，然而當她在實務界服務了三年多，看過更多實際的案例，肯納兒還是有潛能的。

譬如，有些肯納兒特別需要一對一的回應，只要有人在旁即時回應他的需求並排除困境，就不至於累積情緒造成難以收拾的躁動；或是假如家長負擔得起，願意親自照顧或者透過看護協助，這樣的肯納兒還是可以擁有社會接觸，並非只能宅在家或送去機構。

於是，她調整想法，認為媽媽願意親自帶著弟弟參與各式活動、一起親近大自然，弟弟也有鼓樂演出等保持社會接觸的機會後，弟弟的確變得更自在，也更快樂了。也因此帥姊特別期待肯納莊園附設的社福園區，畢竟這是唯一以肯納兒做為核心進行規劃的社福機制，她期待一起參與、開發出更多符合個別差異的照顧服務模式；而帥媽在家長群組裡，老早已經宣告要帶著帥帥，在園區裡開一家咖啡館，這將會是一間不需要因為肯納兒發出聲音感到尷尬抱歉，歡迎多元共融的社區咖啡館。

Part 3

龍潭肯納莊園就在眼前了

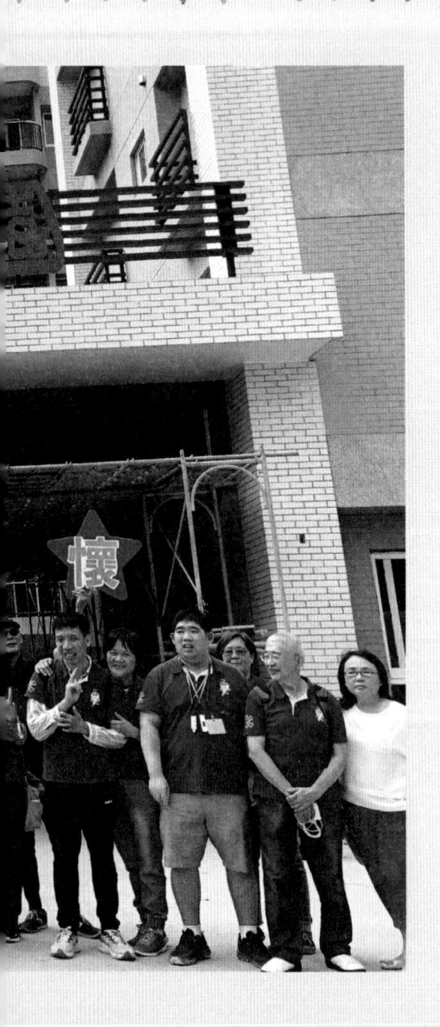

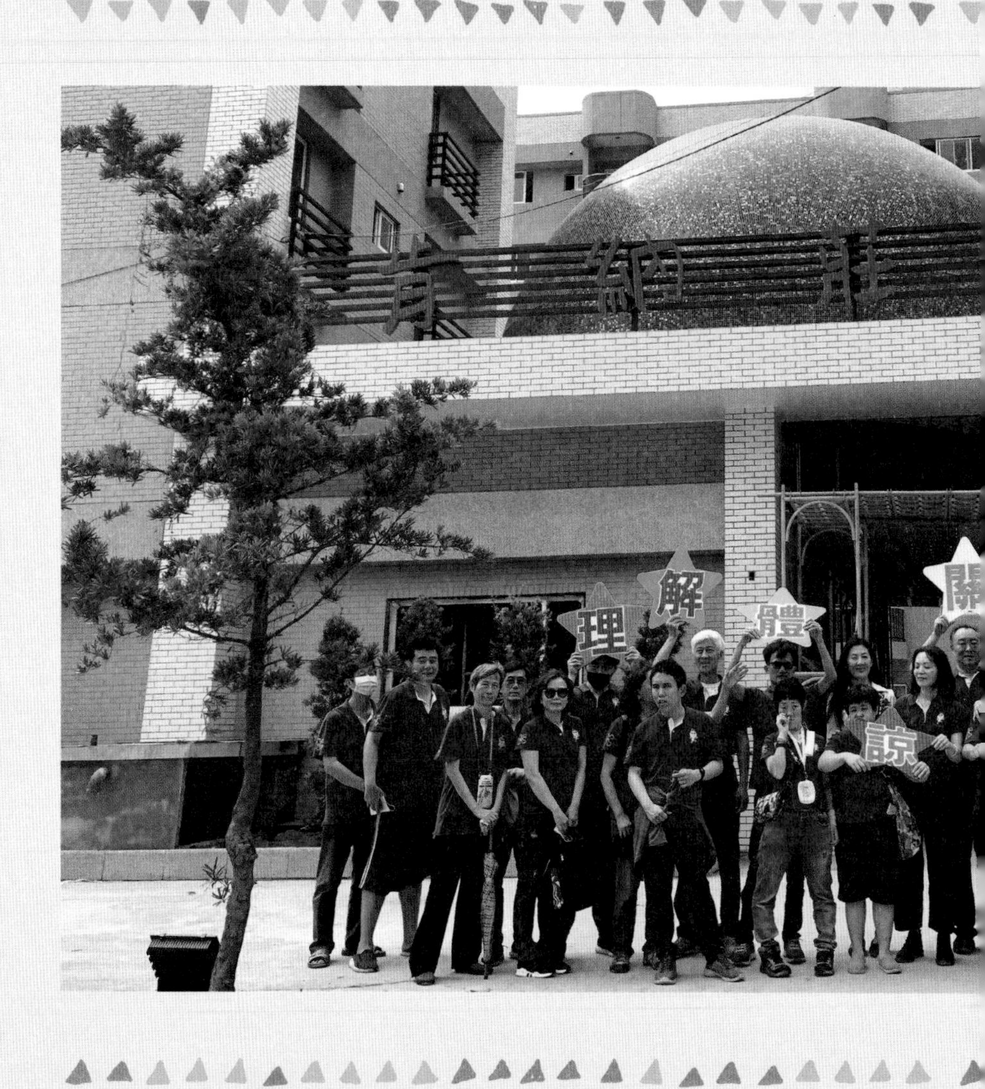
理
解
體
諒

9

從「星語小站2.0」再出發

先遣部隊向前衝

鄰近龍潭肯納莊園附近有一大片有機農場，並列著許多溫室棚屋，種植當季的有機蔬菜。最靠近道路的一座溫室，不見任何農作物蹤影，卻是每到假日就常傳出歌聲、鼓樂聲、笑聲，不定期有訪客出出入入，手上拎著一袋袋農產品——打從二〇一九年六月起，這個進化版的、堪稱「星語小站2.0」溫室棚屋，是肯納莊園正式完工之前肯納家族共同的窩，也舉辦對外活動，開放給一般訪客。

「星語小站2.0」內部隔間成二室雙衛一大廳，來自各地、互不相識的家長與

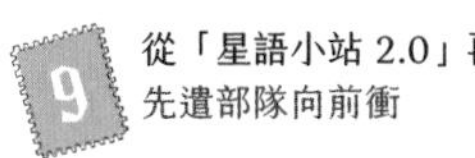

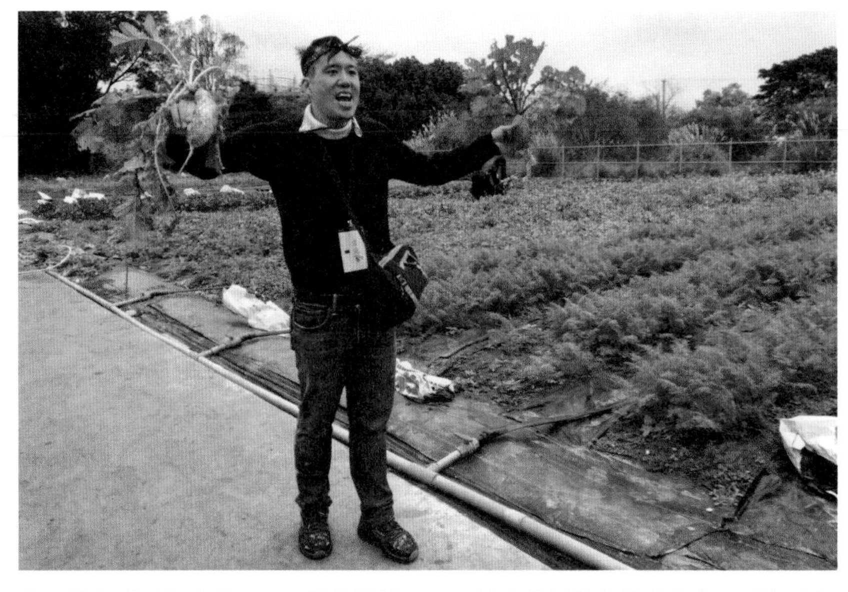

吉爾站在「星語小站 2.0」的農場前，開心地拿著採收後的農作物，看起來很自豪。

孩子們會在此聚會，進行植樹活動、烹飪、聚餐、聯誼……並在這過程當中，一點一滴地熟悉彼此、凝聚情感。

從「星語小站 2.0」，隔著一畝田園眺望，不遠處就是將完工的莊園和附設的社會福利園區。親子們一起見證著那一點一滴的堆疊，家長告訴孩子，也讓他們親眼見到：我們的未來的家，就在那裡！

星語小站 2.0——1.0 版的進化

第一代的「星語小站」，完全是肯納家長自力救濟的創舉。

當時肯納孩子若提早被學校或機

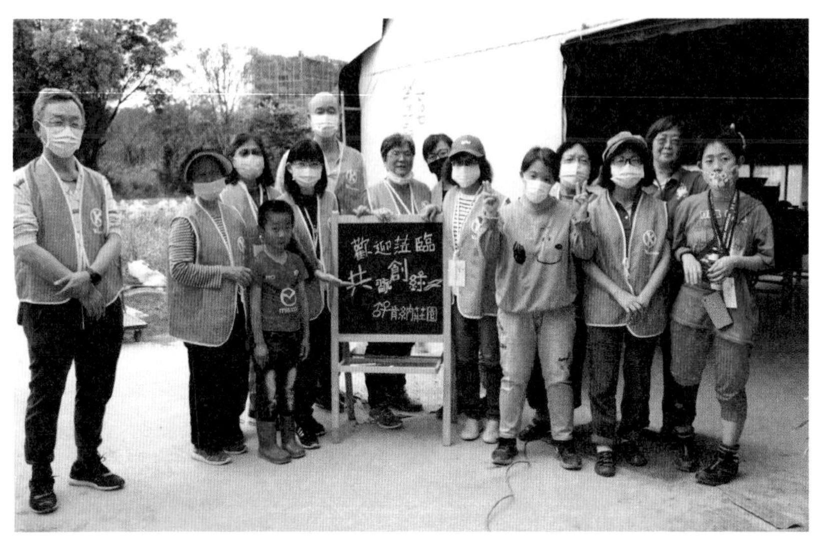

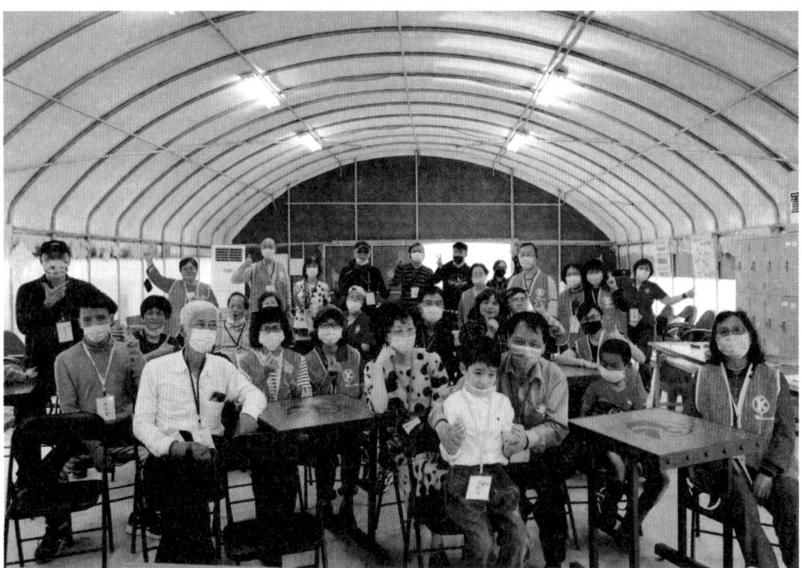

「星語小站 2.0」的溫室棚屋就像大型交誼廳一樣，肯納家族經常在這裡辦活動。

構、工場「退貨」，除了待在家裡，沒有別的去處，家長擔心身心都還在發育中的青少年一旦中斷與外界的連結，就會錯失成長的寶貴機會。既然正規體制容不下，家長們就得設法在體制外生出一個讓孩子繼續學習的環境。

肯納兒經常被形容為「來自星星的孩子」，他們跟地球人不一樣，也不像其他障別的孩子那麼容易規訓。有些孩子功能不錯、意見很多又固著性強，偏偏情緒也多還特別敏感，讓學校老師頭痛不已，不僅學校難以包容他們的聲音，他們也常被教導不要「太有聲音」。當一群家長於一九九八年在臺北市金華街租了一個場所，讓孩子白天可以在此學習工作時，就把這空間命名為「星語小站」。這名字透露出一個訊息：這是個試圖以肯納星兒為主體、讓星兒發出自己的聲音的園地。

星語小站之所以能夠成立，要歸功於當時臺大醫院心理衛生中心的資深行為治療師詹和悅，她是許多自閉症兒童共同的早期療育治療師。當她發現部分孩子進入青春期後需要體制外的安置場所，便集結起肯納家長的力量，有房出房、有力出力，成立了這個兼具學習和日間托育性質的園地，由家長共同聘請專業的老師持續教導生活常規，也延請有專業證照的家長教導孩子烘焙、製作簡單的餐點。當年進入「星語小站」的肯納兒，都是被學校「拜託提早畢業」、或是進入庇護工場隨後被「退貨」，無處可容身的孩子。這個小小的園地變成了家長在學校與社會的縫隙中，自力為孩子創造出的體制外的學校和職訓教室，不僅提供了星兒們週間白天的友善去處，也無意間成為家長們彼此支持、互相切磋孩子們為何情緒失控，交流教養心得的地方。在當時，這可是不得了的創舉，孩子和家長不再依賴體制內的照顧，而是踏出了「創造自己的學校、自己的機構」的第一步。

後來花蓮肯納園成立、為星兒們辦理學習營隊時，曾在星語小站待過的青年及家長，就成了營隊的基本班底。而星語小站的經驗與模式，也是日後基金會承辦小作所的基礎。

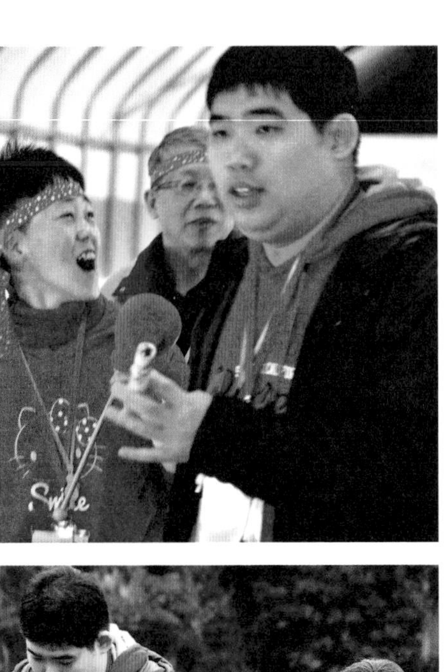

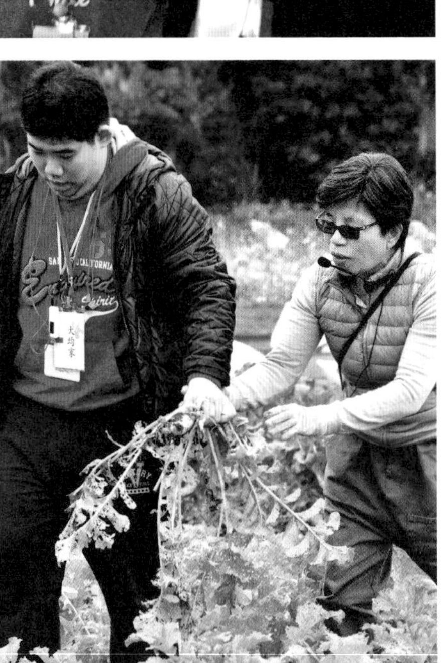

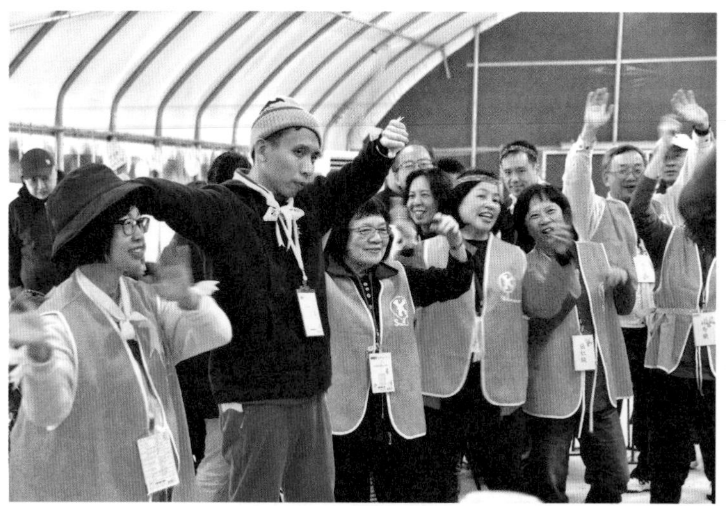

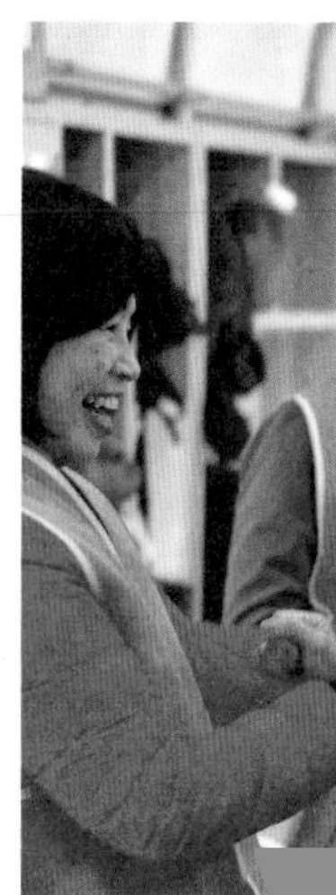

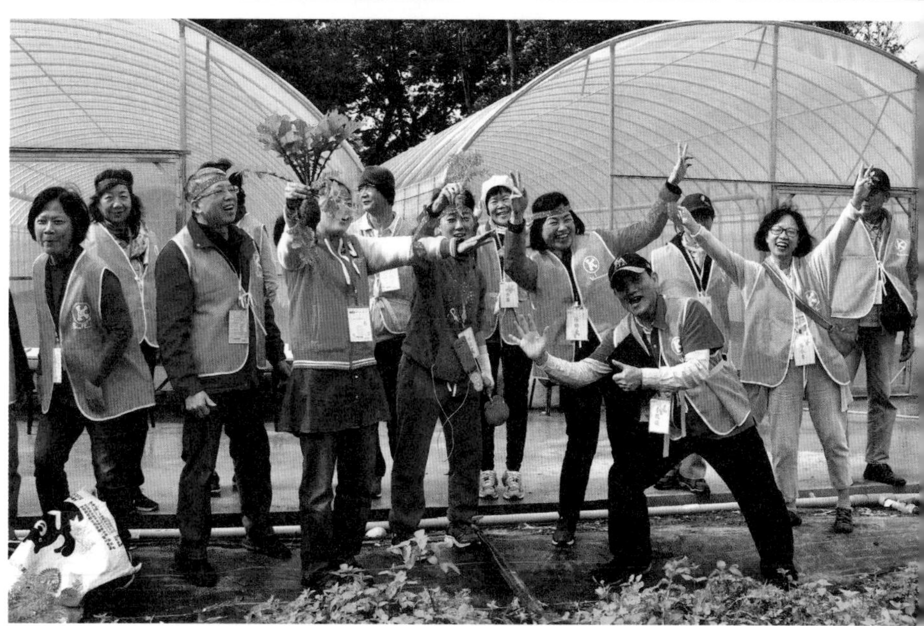

在「星語小站 2.0」的農作活動與快樂時光。

當花蓮肯納園休息近十年、肯納部落族人再度集結、準備邁入雙老莊園這個新的里程碑時，「星語小站2.0」成了凝聚家長的新起點。第二代的星語小站，是舉辦家庭聯誼或對外活動，以及讓肯納農場志工休憩聯誼的場所；它不僅是一個物質空間，也是肯納同溫層的心靈空間。

星語小站1.0，讓肯納家族經驗到互相支持、互相依靠的美好；星語小站2.0，則是讓肯納大家庭共同學習一起慢慢變老。

臺灣社會正在經歷的，是有史以來最多人一起變老的時代。變老，既是個人的事，也是眾人之事。

在肯納莊園的同溫層裡，有些成員雖非肯納族人，然而，他們選擇在變老的過程中，讓自己的部分人生，與肯納族群共度。

跨界開創肯納有機農場的唐媽

「我在擔任早療輔導老師的那些年裡，接觸過許多肯納兒的家長，相較其他障別的家長，他們真的是格外地辛苦，特別令人不忍。」沈麗盡之所以成為肯納莊園的一員，完全不是出於與唐寶寶女兒共老的實際需求。

以心智障礙者的標準來看，她女兒襄襄的生活自理功能很好，情緒很穩定，也已經在沈麗盡和友人共創的綠天使二手衣社會企業就業多年，有穩定薪資；以唐寶寶的平均餘命來看，除非女兒奇蹟似地格外長壽，要不然沈麗盡在陪伴襄襄的過程中，倒是沒有肯納兒家長一直會有「父母走了，孩子還在，怎麼辦？」的焦慮。

人稱沈老師的沈麗盡，在女兒襄襄幼年的時候，為了一邊工作一邊陪她成長，從科技業轉戰社福領域；這固然是她個人職涯的一次大跳躍，但並非她唯一一次撈過界，而是她屢屢打掉重練的人生的開端而已。

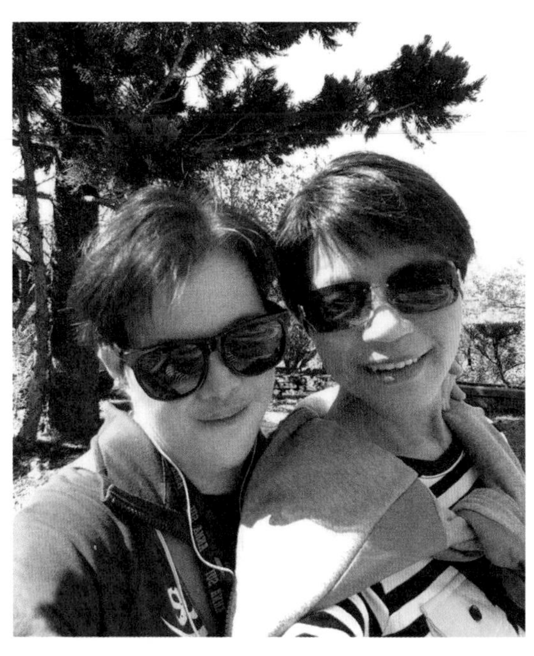
沈麗盡與女兒襄襄外出遊玩的自拍照，超開心！

女兒在學期間，她先從特教老師做起。女兒畢業了，她又幫當時服務的社福機構開創二手商店，陸續在臺北五個繁忙的捷運站開辦五家二手商店，依照往來客群的差異，主打不同的二手商品，家家生意興隆。把這張漂亮的成績單交給社福機構後，她接著和友人、同樣是障礙兒家長共同創立「綠天使二手衣」社會企業，兩年後便已獲利，他們也主動不再使用任何公部門資源，並且每年選定不同類別的公益團體作為義賣捐贈的對象，藉以實踐作為社會企業的使命。

二〇一五年，綠天使社會企業舉辦了一次義賣活動，以肯納基金會為受贈對象，這次機緣讓她跟肯納基金會的彭玉燕結下不解之緣，也促使她又開展了下一場創業行動。

當時綠天使二手衣社企已經穩定發展，最高峰時期曾經有過五家店面。以她個人或女兒的需求來看，沒有再創業的必要，但或許是水瓶座的天性，喜歡嘗新也勇於接受挑戰的性情使然吧！經肯納基金會董事長彭玉燕持續的請託，她終於點頭加入。只是，這次的創業領域，不是成衣也不是科技，而是農業，並且是鋩角很多的有機農業！

二〇一七年，沈麗盡賣掉臺北的房子，用以房換房的模式，加入共創龍潭肯納莊園的行列。她帶著襄襄搬到龍潭租房子住，投入肯納農場的創立工作。農業門外漢的她，跟著一名前臺塑有機農業顧問，邊做邊學，終於在二〇一九年確定不再需要仰賴顧問的指導。

過去她的每次越界，都直接或間接和女兒成長中的需求有關，但是這一回從二手服飾業跨足有機農業，不僅與女兒無關，還犧牲女兒原本享有的福利——母女倆最愛趁著休假，相偕國外趴趴走，好不愜意。然而自從肯納農場創業以來，不僅忙到沒辦法出國，甚至每逢週四、五的排休日，她們還要驅車回「綠天使」上班，母女二人進入全年無休的境界。有時候女兒襄襄看著工作過度、疲累不堪的媽媽，還會忍不住唸她說：「馬麻，你不要太過分喔！」而推著她持續前進的力量，除了源自於對肯納家庭的同理與不捨，也基於她對於肯納基金會的承諾，既然已經答應撩下來，她的性格就是全力以赴，直到這個事業步上軌道才交棒。

沈麗盡原本的如意算盤是：用一年把事業做起來，就可以開始慢慢傳承給其他有意投入的肯納家長共同操作。哪料得到有機農業起步如此困難，眼看著創業已屆滿一年，營業額還沒有達到預期目標，她立馬把原本只打算代步一年的二手小車賣掉，換一部堪得起讓她和襄襄每週臺北、龍潭兩地奔馳的車輛。

無論是過去為社福機構創立的二手商店，還是她和友人創辦的二手專櫃服飾店，她都抱持著既然要做就是要做出專業、才能立足於市場競爭的志氣。在社會企業發展有機農業這個項目時，她明確而務實地讓所有人知道，肯納青年能做得來的就是最前端的育苗和蔬菜收割後的包裝作業。過程中的其他環節，她認為必須交給專業、專職的人士，才有辦法掌握品質，也才能對手上接到的每一張訂單負責。

經過整整兩年的開拓，終於在二〇一九年首次達到損益兩平，農場生產的有機蔬菜透過契作模式，固定供應桃園地區農會、當地學校及餐廳、有機商店與有機平臺，每週需要穩定出貨一千公斤以上。

沈麗盡說，蔬菜成長期間，無論天熱天冷都有壓力，有時壓力大到簡直讓人睡不著。「天氣太好，蔬菜比預定時程提早兩、三天成熟，得想辦法另循管道趕緊銷出去；天氣太冷，蔬菜長得慢，沒有長到一定的高度，吃起來沒有足夠的菜味，影響口感，當然也影響口碑。」原本跟桃園沒有任何淵源的她，除了掌握好蔬菜的品質與產量，也要跟在地人士打好關係，才有辦法因應蔬菜盛產時能夠貨暢其流，即時找到買主盡量把蔬菜銷出去。

有機農場除了在桃園建立基本客群，也透過預訂的方式，讓臺北的肯納家長以及支持者可以每週一次到「和平工坊」小作所取菜；此外，農場也不定期支援基金會應各界邀請在各式園遊會擺攤販售，或在莊園和社會企業辦理各項說明會或聯誼活動時，讓參與者現場認購當天現採的有機蔬菜。

目前肯納農場的專職人員有三位，一位田間管理員，一位專事開車送貨，另一位就是沈老師本人，她自嘲是「總打雜」。在農場工作人少事多是常態，但無論何時看到沈老師，她總是充滿幹勁！

家長參與決策小組，為打造肯納莊園把關

除了先起跑的星語小站、肯納有機農場，為了及早落實讓莊園家長參與共創家園的機制，董事長彭玉燕也出面邀請一些家長組成決策小組，共有九位①，都是積極參與肯納莊園的家長。

莊園開始動工後，子云爸爸王松洲、開元爸爸白正明，基於過去職場工作經驗的關係，認識一些廠商，也擅長交涉，他們在採購的部分發揮了重要的功能；子

① 決策小組的家長分別是：1. 吉爾媽、2. 開元爸、3. 明叡爸、4. 子云爸、5. 品文媽、6. 子修爸、7. 宗揚媽、8. 鎮宇媽、9. 妞妞媽。

云爸爸表示，負責莊園營建的順鼎營造公司很替肯納莊園著想，常常幫家長們節省費用，也主動提出幾個項目由肯納自購，像是鋼筋、衛浴設施、鋁門窗……等。

在第二階段加入決策小組的善芬雖然對採購廠商不熟，但像是透過政府網站查詢每一家要採購廠商的資料，並匯整成表格讓組員討論、投票這類行政文書工作，過去在外商公司任職的她做來相當順手。回想起最忙碌的那段時期，開會多訂在週三晚上，大夥下班後直奔和平工坊邊吃便當邊討論，哪怕有些組員第二天一大早還要出門上班、已退休的組員回家後仍得照顧家中老、小，這些決策委員們仍然經常挑燈夜戰。他們堅持每個議案都得經過充份討論，無論如何就是要為莊園盡心盡力。

決策小組同時扮演著肯納園社企與家長們之間的溝通橋梁，具有「促進與融合」的作用。雖然家長們加入雙老家園都是出於共同理念，但每個人對家園的想像還是有其自身的想像，有些人不在意住家坪數大小、裝潢，只要基本配備即可，他們在意的是莊園規劃的社福照顧服務機制，但也有些家長期待能比照一般建案，希望有完善的公共休閒娛樂設備——每當有家長提出過於天馬行空的想像或者在預算上難以實現的要求時，決策小組就要適時做出協調，設法協助家長們取得共識。畢竟肯納莊園是一個集體共識下的產物，在經費有限的前提下，必須以共同需求為優先，沒法完全客製化服務。當然，其他家長們有好的建議時，決策小組也會提出討論，在過程中難免碰到僵持不下的局面，這時候總有人會跳出來，自嘲大夥兒都有「自閉症特質、要求完美」，來巧妙化解爭議。

身為決策小組一員、同時也在肯納園社企工作的妞妞媽，雖然女兒妞妞的障礙跟肯納症一點也扯不上關係，但她也有和孩子共老的需求；儘管障別不同，她基於認同莊園的理念而加入行列。二〇一六年受邀進入肯納園社企團隊時，妞妞媽被委託的主要任務是管理家長購買莊園的帳務，讓家長清楚知道每一筆經費的流向。她承認，這個工作本身負擔很重，然而在這過程中，和家長間培養出來的情誼與相知相惜，也是支持她全力投入的力量。

三十幾年來，妞妞媽把所得都花在兩個孩子的教育及發展上，原本沒有能力參與莊園。但這回，長妞妞三歲的哥哥主動支持，不過，原先妞妞媽只期望有個最小的單位、讓女兒的餘生足以在莊園及社福機制下安度就好，可是妞妞的哥哥不許，硬是指定要三十五坪的規格。哥哥說：「別忘了，妞妞不是你一個人的！」

早產兒妞妞，出生四個月的時候顯得異常安靜，妞妞媽主動諮詢醫師。七個月大照了超音波，才確定是大腦皮質發育不完全，醫師的說法是，請她回去養養看，這孩子是多重障礙，即使活得下來，也可能「終生」躺床。

妞妞媽不認命，她沒接受醫師的審判，而是盡所能地透過療育，開展妞妞的各種可能性。在漫長的歲月裡，她接觸過中國、美國的特教環境，在臺灣則從北部到東部能嘗試的都嘗試，也曾參與過社福機構、甚至自己創辦機構，最後，她選擇加入肯納莊園。

曾有特教領域的人問妞妞媽，「坊間各式的訓練課程往往價格不菲，什麼樣的費用你會讓孩子參加？」她認為這個問題完全都不能細想，只要一想就會沒有勇氣做下去。因此她想的都是：怎樣還可以讓妞妞的哪些功能被發展？只要有一絲可能，她就去試，並且心中還要堅信——老天爺一定會幫助的！縱使一時之間完全看不到頭緒，依然要嘗試。就是這樣一股不認命、不放棄，卻又帶點阿Q精神，讓她一路披荊斬棘走過來。

妞妞的學習生涯一直是「半體制外路線」——藉由多方連結資源，讓妞妞保持多元的接觸。妞妞媽觀察發現，當機構內空閒的時間過多時，妞妞會感到無聊，有時也會拒絕到機構去。她有一度觀察到喜歡趴趴走、熱愛與人互動的妞妞，每逢週六日都窩在家中嗜睡，她剛開始百思不解，終於有一天她體悟到：純粹只待在機構裡、沒另外安排學習或社交活動的妞妞是在忍受無聊——原來，忍受無聊會讓人疲累！

走「半體制外路線」模式的妞妞，有段時間的固定作息是每週兩天到靈糧堂參加喜樂家族的活動、兩天負責「肯納蜜蜜」的裝填工作。這份差事告一段落後，媽媽又為她安排新的學習活動，週六則維持固定到龍潭肯納農場育苗。過去肌張力不足的妞妞會因不耐走路而坐輪椅，也常隨著媽媽陪伴九十多歲的外婆跟輪椅族一起出遊。如今妞妞深獲這個專門安排輪椅族出遊的團體信任，並以志工的角色參與活動。在活動中，妞妞不但可以搞定自己，也透過幫忙推輪椅、用餐時幫大家盛飯、倒飲料中，獲得很大的成就感。而且，現在的她已不再需要坐輪椅被媽媽伺候了。

在莊園建造過程期間進入肯納園社企工作，雖非妞妞媽的預期，但這的確是未來莊園部分家長的可能選項：「退而不休」。這已是老化但仍保持活力的必然趨勢，未來肯納莊園和社福園區會衍生出許多工作機會，可讓還有就業或兼差需求的家長，在心理或實質層面感到更加踏實。這也正是「親子雙老」的肯納莊園不可或缺的一環。

願為「最適切的生活方式」匍匐前進——先遣部隊的決心

為了幫孩子造一個家，上窮碧落下黃泉，在法律條文、建築法規、建地起造、募集資源、敦親睦鄰……務求一切齊備，只為了給孩子和自己一個合法安全又有發展前景的未來，從兩、三個人到一群人，他們正在一起改變肯納家族的命運。

「肯納莊園」不僅保護了肯納兒的人身安全，也將擴大家長的人生意義。眾所周知，部份肯納自閉兒，有極為珍貴的天賦，鋼琴、繪畫、美術、算數……，多數孩子也有未經琢磨的潛力，若待在讓他們感到自在環境中，潛能將有機會得到開發。家長們也不是抱著消極的態度在莊園裡守護著自己的孩子，而是和莊園裡的其他家庭，一起激發彼此孩子的潛能。

這種結合社會福利功能的肯納莊園是首創，沒有前例可以請益、模仿——到底要怎麼踏出第一步？

一切僅僅憑著一股信念：保護自己的肯納兒，給他們一個家，這群人就開始一步一腳印，摸索著走到現在。

一路行來，他們看到了人性中最高貴的品質——信任。

家長中沒有任何一個人，能夠獨立完成一整座莊園，必須群策群力。起始階段，沒有「所有權」這類憑證，一切僅止於口頭承諾，大家只能以豪賭般的勇氣，盡擲一生的所有，賭輸了，一無所有；賭贏了，親子們將共同擁有一座莊園安身。生性不是賭徒的家長們，只因為知道「肯納莊園」是彼此最後的機會，因此選擇信任。

有人戲稱這群人是「開國元老」，但家長們自認是「先遣部隊」。「開國元老」是處在上方，運籌帷幄；「先遣部隊」則是猶如置身在叢林中，近身肉搏。

做為先遣部隊的一份子，沒有其他算計，沒有委屈、犧牲、牽絆，更沒有遺憾，只因為相信「肯納莊園」是星星家族最適切生活的方式：不論是住進莊園的親子，或留在莊園之外的親人，都能各自安好。

沈老師、妞妞媽、決策小組，和其他信任彼此的家長，就是為了這「最適切的生活方式」，甘心願意做一支匍匐前進的先遣部隊。

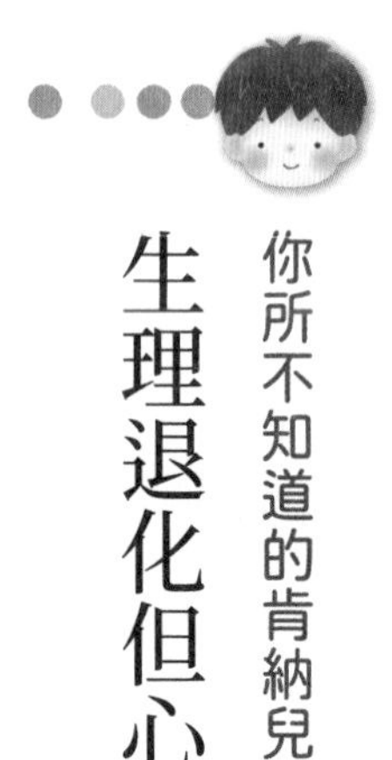

你所不知道的肯納兒

生理退化但心智進化的晚熟肯納兒

老師們一早走進行義路肯納基金會的庭園，就會看到吉爾已經坐在大門旁的椅子上，四目相對時也伴隨著一聲聲：芬芳老師早安，師丈老師早安……芬芳老師泡咖啡，芬芳老師沒有便當……等等一連串連珠炮似自問自答、又像是長長的問候語。接著吉爾尾隨老師進班，老師桌上已經放好杯子，只等老師一放入茶包，吉爾就立即注水泡茶——這就是肯納園「管家」吉爾的例行公事。

吉爾會將體溫計放在他認為應該放的位置，烘碗機裡的筷子、湯匙、碗盤也都收在他認為應該收的位置。他還會一一點名哪位老師還沒來？哪位學員還沒到？打開冰箱檢查老師今天有沒有帶便當……週一到週五，每天都得把這些事項處理妥妥當當，吉爾管家才會安心。

工作時間到了，聽到老師的呼喚聲，吉爾會搶先說：上廁所、喝水……這意味著進班前吉爾還有一堆「準備動作」，這是吉爾與老師兩人之間心照不宣的默契，老師知道需要給出緩衝時間、等待他甘願了自己進班。不論工作或藝能課，甚至到 KTV 高歌一曲他的招牌歌《忘情水》，都難不倒他。現在的吉爾只有要不要（意願取向），沒有行不行（能力）的問題。

但吉爾在二〇一九年生了一場病，住院一個月之後回到小作所，卻前所未有地拒絕再回到團體裡跟著作息按表操課。不過他還是天天在熟悉的行義工坊裡晃來晃去，碰到感興趣的課程就進團體。教保老師容許他待在一個感覺舒服的空間裡，有時給他一些小紙片，寫他想寫的、旁人看來像是畫符的文字。碰到他願意參與的工作項目，他不但操作

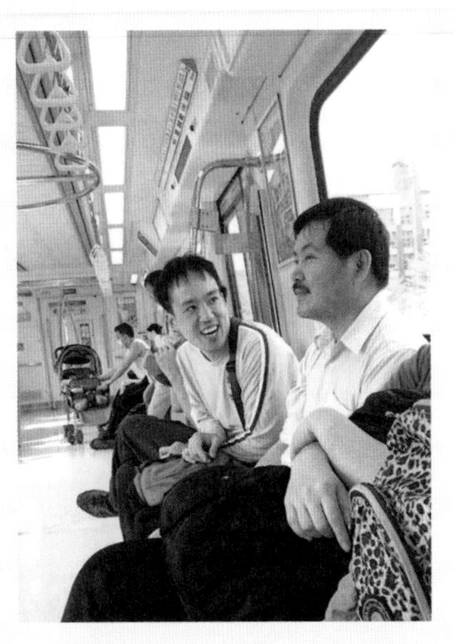

吉爾搭捷運社會適應時，展露開心的笑容。

準確、速度驚人，還有一套自己專屬的SOP呢！至於這套做事流程的養成，並非始於行義工坊，而是可以追溯到花蓮時期，甚至更早的「星語小站」階段。這一切全看在媽媽彭玉燕眼裡，她接受兒子想獨處的需求，「他都快四十歲了，會有自己想法也是應該的啊！」

和吉爾相處超過十年的社工主任周嘉瑜，則透過比喻來幫助旁人了解吉爾：「就像我們從小上學，在中、小學階段都是由學校排好課程，我們照單全收。但是上大學以後，我們就要自己選課，上自己喜歡的課。從小到大上了二、三十年課的吉爾，現在不過就是要開始做大學生都在做的事情罷了！」

早產兒妞妞這幾年喜歡自己行動，不愛媽媽跟前跟後。母女一起參加肯納莊園的親子活動時，她更喜歡和其他肯納青年或家長互動。有些小作所學員的家長，會想替孩子安排其他的活動或學習，偶爾跟小作所請假，妞妞媽很能理解這種情況：「想想看，孩子從進到小作所直到生理機能退化不得不離開之前，幾十年的時間，日復一日都在做著類似的事情耶！這些特殊的孩子也跟常人一樣需要變化、調劑，只是自己沒有能力安排。」

教保老師與家長都同時觀察到，心智年齡與生理年齡始終不相稱的肯納青年，在邁入三十歲中後期的輕熟齡年紀時，生理機能雖開始退化，心理卻進入了「想要自己做選擇」的階段。身心障礙者或許會比常人早些面對生理退化，但在心智方面，卻像一般人一樣仍然在成長，以他們自己的步調、朝著屬於他們自己的「成熟階段」邁進。

10

自己的莊園自己蓋

肯納園社會企業的使命

「為什麼一定要從地下室開始蓋？為什麼不從我的七樓先蓋？」

有個天真的肯納青年，總是這麼問彭玉燕。

不只孩子心急，家長更是心急，都在競相比賽誰會「第一名」搬進莊園。

善芬說：「我應該會勇奪第一！我家兒子比別人需要更長的適應時間。」

菲蘭說：「應該是我才對！我家在一樓，馬上就會蓋好了。」浮沉那麼多年，這是唯一看得到的陸地，她當然要奮力上岸奪第一。

肯納兒的父母，再怎麼堅強也不是無敵鐵金剛，也很需要扶持、理解與安慰。有人同行、不再獨自煩憂、大家共同承擔現在和未來，是肯納家長共同的盼望。而肯納園社會企業扮演的，就是把肯納家庭集合起來、落實共同生活的角色。

住進肯納雙老莊園前的暖身

為了滿足肯納親子對莊園建造進度的關切與好奇，也讓未來的鄰居們早點互相熟悉、建立默契，同時也讓想了解莊園的友好社福團體一探究竟，在莊園預定地

肯納幸福樹

在愛與包容的
肯納莊園
都能被接納
尊嚴的一起

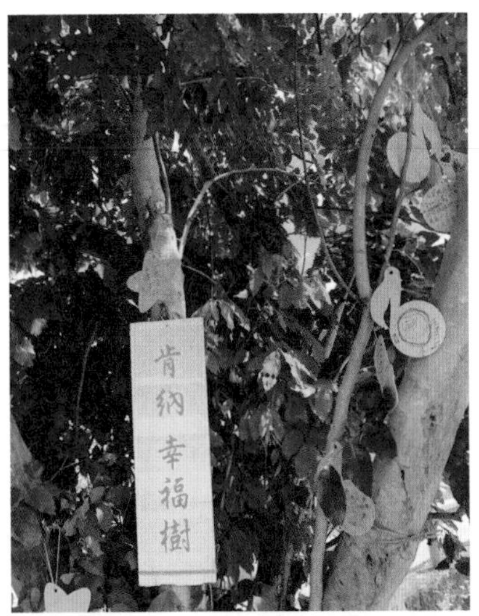

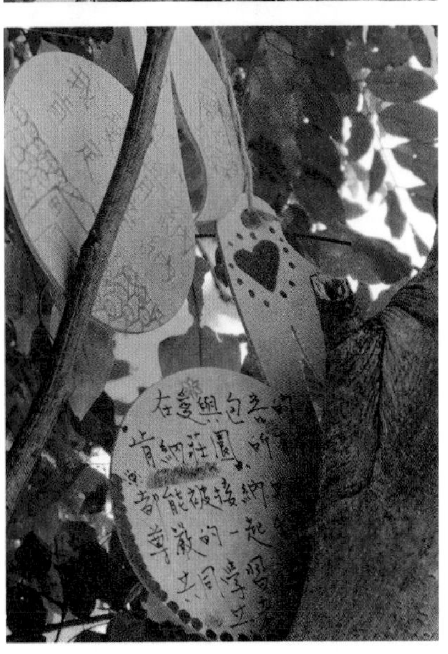

「星語小站 2.0」前的許願樹掛著孩子們與家長的心願。

旁的「星語小站2.0」，幾乎每個月都會舉辦一到兩場主題活動（二〇二〇年下半年配合防疫，停辦每月大型實體活動，改以線上活動為主）。有些家庭特別捧場，幾乎每役必與，子云家就是其中之一，除了她的雙親，連阿姨都來參與過活動。每次活動終了，大家會在許願牌上寫下心願，掛在「星語小站2.0」外的許願樹，這時子云都一定會再許一次願望，不管來過幾次，她每一次都會許願，從來不嫌多。活動的最後，大夥兒則來到肯納農場，帶上幾大袋當天收割的有機蔬菜，滿載而歸，同時期待下一次造訪時，能看到未來的家越來越具體、越成形。

負責籌畫並執行這些活動的，就是肯納園社會企業的夥伴。

十年磨一劍的肯納園社會企業

二〇〇六年起，一股「社會企業」的勢頭在臺灣社會醞釀，幾年後終於引發政府高度興趣，並將二〇一四年訂為社企元年。之後「社會企業」儼然成為顯學，不少傳統社福團體及新創團體，也在這個階段善加運用公部門的資源，進行不同類型的社會企業的探索與開創。

彭玉燕在二〇〇八年第一次聽說「社會企業」。創業敏感度高的她，即使還沒有明確的營運項目，也沒在第一時間去爭取政府資源，卻很快地就先註冊了兩個有「肯納」字眼的社會企業公司，以便需要時可運用。彭玉燕先找人把她腦子裡認為應該做、需要做的事情整理出來，擬定了一份「十年大計」，她也提前達成了絕大部分的目標，除了雙老家園的建置。而一直備而不用的肯納園社會企業，則到了二〇一八年左右，也就是「十年大計」的最後年限，桃園龍潭肯納莊園計畫進入緊鑼密鼓的階段時，開始發揮無可替代的作用。肯納莊園第一任的建商曾因故延宕進度長達兩年，不僅家長們心急，彭玉燕背負著大家的信任，覺悟到非盡速解決不可。放眼肯納體系內所有部門，幾乎都是服務與照顧取向，若不再另找建商，只有社會企業最適合承接，因此最後決定不另外找建商時，便由肯納園社會企業擔任建商角色。

社企團隊的編制不大，卻是多專業的組合，每個人因為不同的機緣、在不同的時間點加入。例如負責社福機構申請、啟動照顧服務的肯納護照與基金會對接窗口的資深社工黃建華，曾擔任過唐氏症社福團體的秘書長，他和肯納自閉症基金會結緣很早，渾身充滿了終身為弱勢服務的社工魂。

妞妞媽既是身障兒的家長，也是未來肯納莊園的住戶。三十多年來，在陪伴女兒成長的過程中，接觸過許多社福團體與機構，甚至自行創辦過社福團體，有過多年直接服務障礙兒的經驗。

還有負責商品企畫與行銷的幾位新生代夥伴，如筱石、美攻和小平，他們除了舉辦各類推廣活動，也要經營網站、臉書粉絲頁，把基金會、社企與莊園的理念、產品及服務行銷出去。

最後加入但擔負掌舵大任的總經理張維華，受社會學洗禮，曾在產業界服務，有三十餘年的團隊經營實務經驗。到任之後，他先將肯納體系的使命、功能與雙老莊園的運作理念加以圖像化，以便與家長、業界和大眾的溝通更加清楚。他也在最短的時間內，將肯納體系內的不同產品統整起來，推動分眾行銷。

接手建商角色後，最讓社企成員感到奇妙的是，雖然莊園預定地自從破土後，兩年都零進度，但這些從一開始就投入、彼此也不全然熟識的先驅們，居然不離不棄，未曾撤離。這種令人不可思議的信任感，至今仍是個謎。有些跨障別的家庭表示，他們實在太期待看見這樣的理想得到實現，儘管不屬於肯納族群，也願意參與共創；而已經持續奮鬥二、三十年的肯納家庭則很明白：這是他們一生中，距離親子共老的夢，最靠近的一次了，除此之外別無他路，就算冒著風

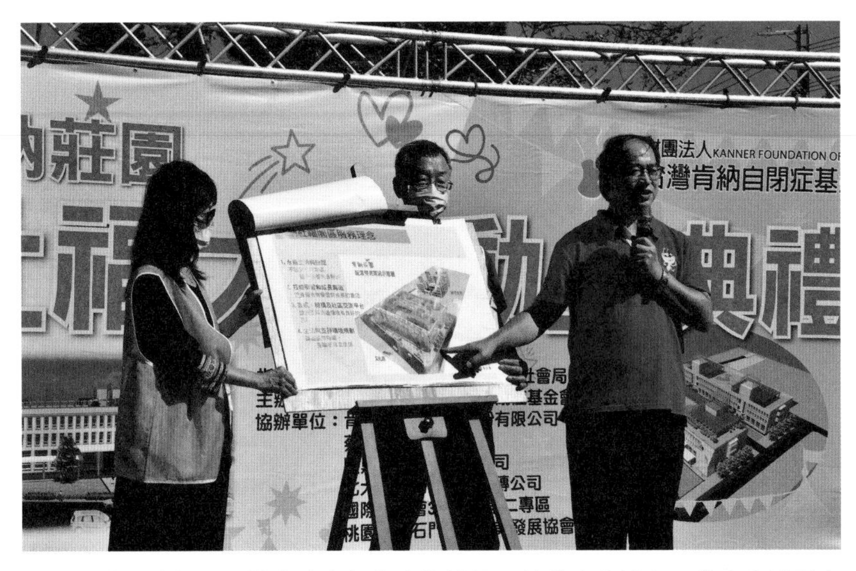

肯納園社企總經理張維華（右）在肯納社福用地動土典禮上，為大家說明肯納雙老家園的配置。

險，也要拚拚看。

當肯納大家族的後盾

在肯納體系的幾個單位中，肯納園社會企業是最晚成立的。它並不只是單純的「為肯納社會福利事業創造企業價值」的事業體而已，它更像是肯納其他單位的有力後盾及補位角色，從經營綜效的角度來看，它的目標是促使肯納體系各單位的整體功能的連接，各功能再發揮得更好。肯納體系中有基金會、六個受政府委託辦理的小作所、農場、社會企業，事實上每個單位都有各自代表性的主題性產品及服務，只是長期以來基金會都著眼於社福及教育的立場運作，未曾以「營運」的視角來稱呼這些服務為「產品」。

現階段肯納園社會企業的重點工作如下：

（一）完成肯納莊園親子住宅的營建及入住。

（二）持續開發並測試肯納護照。

（三）肯納莊園核心主軸社福園區的軟硬體的規劃、營建與後續營運發展。

（四）持續開發可代表肯納莊園主題性的商品與服務。

（五）協助肯納體系各事業體推廣所屬的有形產品或無形服務。

（六）串接肯納體系各事業體所屬單位與「肯納莊園」間的連結。

（七）開發多元志工人力，扮演肯納體系的預備服務人力。

肯納園社會企業除了把本身的主要產品及服務推展出去外，也要協助肯納體系把各自的「產品及服務」做更好的推廣，且要把基金會過去在雙北市對肯納家庭的良好服務成效，適度地和莊園進行強力連結並在桃園龍潭的社福園區再現風華。

最珍貴的核心主張：肯納社福園區，成全親子安心雙老願景

肯納園社會企業所推動，最具代表性、最珍貴，也是最核心的價值主張，就是

「肯納莊園」。肯納社企在此主張下，邀請長期辛勞照顧肯納兒的個別家庭，共同集心、集力與資源加入莊園的行列，並透過社福園區的照顧服務計畫，讓莊園家長實質成為社福園區的共創者而不是使用者而已。同時，社企也集合不同專業人員之力，讓機構式與居家式的照顧服務融合在一起，一起推動「全週期持續性的照顧服務」（參見下頁圖一）的融合式家園，再以此為軸心，依照肯納家庭的共同需求，開發出更加適用的服務與體驗。

肯納莊園之所以不同於一般建案，乃在於親子住宅所附帶的軟體，也就是吸收基金會過去小作所的經驗加以擴大所規畫的「全週期持續性的照顧服務」。這樣的設計可以讓家長與孩子安心共居、共老，直到彼此善終為止。在餘生中，家長無須再為孩子進入不同生命階段的安置銜接問題操心。

緊鄰親子住宅的社福園區，照顧服務的啟動是依據肯納症者功能高低程度而規劃出不同等級的照顧服務。有提供肯納青年的照顧商店、日間作業的小作所，讓尚有能力的肯納症者保持生活學習、社會互動、體能維持及休閒活動；無意願也不具有工作能力但有活動能力者，則提供日間照顧服務，並提供適合的學習與休閒；身心狀況都無法納入前三類的肯納青年，則有住宿型照顧。此外，當原本在

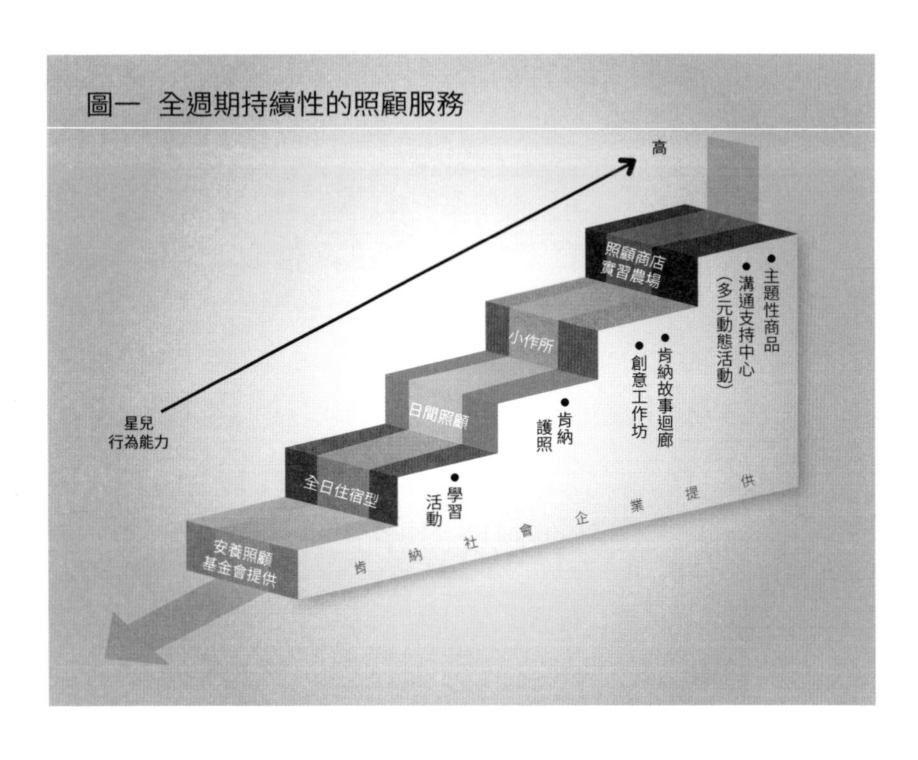

圖一　全週期持續性的照顧服務

小作所或日間照顧服務的青年生理功能退化到一定程度，園區便會啟動住宿型的安養照顧，即使雙親離世，住在莊園裡的肯納青年獲得的照顧也不會中止；這項安養服務也適用於家長，因此不論孩子或家長誰先離開，另一方都能運用園區的資源獲得妥善的照顧。

此外，還有專為肯納家庭設置的生活溝通支持中心，提供家長、星兒手足或星兒本人的一個紓壓、成長與支持的空間。這項服務可說是從「星語小站」時期便已展開，到了成立基金會之後，更是有計畫地推動，並期望能在莊園的社福園區做得更深入。

在肯納莊園建設期間，為了讓生活溝通支持中心的服務更加完善，便有了「泮學堂」計畫。這項計畫是由擔任過基金會三屆董事、擁有三十多年特教實務經驗的李惠蘭督導所執行。她將「泮學堂」設定為外部的觀察者，以便進入肯納基金會六個小作所、近距離瞭解一百二十多位成年肯納兒在小作所的日常狀況。該計畫也會在觀察期間鎖定其中一個小作所，並於每週固定做個案討論，如此能具體提升工作團隊的實務技巧，也協助工作團隊為該小作所的肯納青年建立適性的個別學習目標。

李督導的理想是盡可能促進小作所的每一位肯納青年，依照個別能力都有一定程度的生活自理能力，並在團體中能與人合宜互動，或在均一的團體活動中，能再進一步擔任具有個別差異性的角色，譬如：適度規劃讓學員擔任小組長或接待者，而不是全程由師長們代勞；每項任務都很具體但不一定要複雜，諸如分配讓他們鋪床、更換床單、枕套等，都有一套標準流程以及自我檢核表可依循。這主要是讓星兒們藉由工作，增進或維持自我照顧的能力，而種種在小作所階段的實作經驗，都是將來當親子住戶移居肯納莊園後，在社福園區得以繼續實踐的項

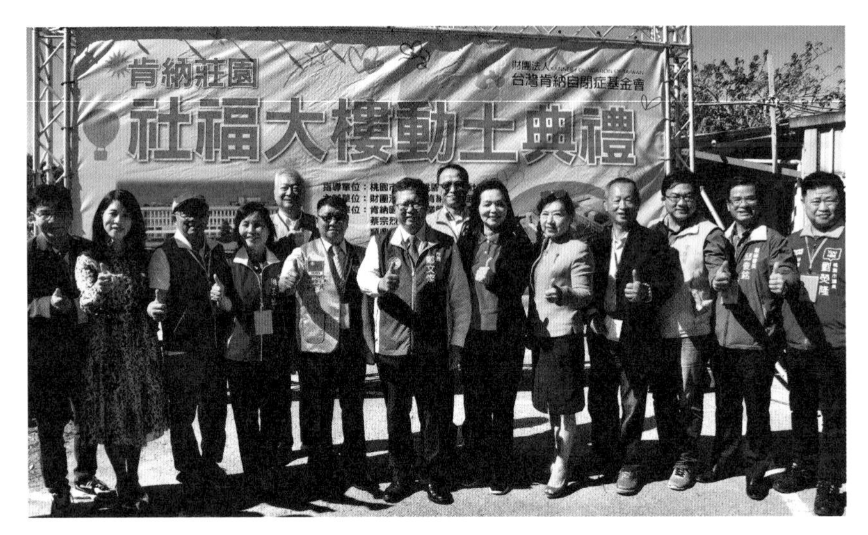

肯納社福用地動土典禮。與會者有桃園市市長鄭文燦（中）。肯納基金會董事長彭玉燕則站在市長的左手邊。

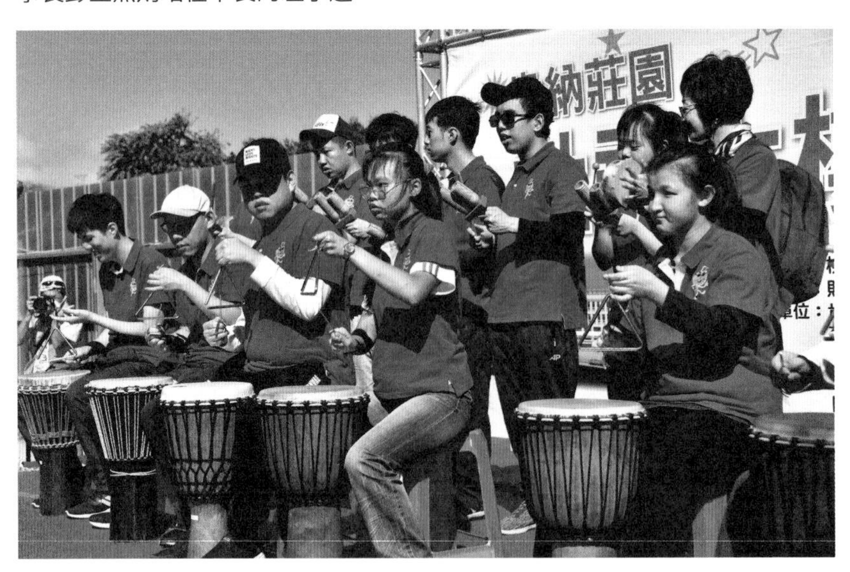

在肯納社福用地動土典禮上，肯納青年們精采的打鼓表演。

目。而生活溝通支持中心的功能也透過這些過程，在家長的心中越來越具體化。

未來，生活溝通支持中心將提供雙雙邁入高齡的肯納家長與孩子互相學習、適應變化的機會，進而建立起共生、共學與共養的正向關係。這也是一般住宅建案不可能關注、也不可能提供的服務。

除了上述的照顧服務規劃，社福園區內也預留空間，提供肯納親子創業，或聯合不同家庭一起經營的照顧型商店。莊園中的家庭可依據興趣及專長開設各具特色且屬性有所區隔的生活型小店，或參與肯納農場的工作。這不僅是肯納家長的事業第二春，也開拓了肯納青年在園區內就業與互動學習的機會。

「我們要在肯納莊園裡開店！」

多重障礙的妞妞和肯納青年子修，已經盤算好住進莊園後要合夥開一家店。

有一段期間，每星期四早上，妞妞會從新店搭車到臺北市泉州街的子修家按門鈴，耐心等候子修慢條斯理吃完早餐、穿戴整齊，妞妞再領著他搭車到新店一處私人經營的共學教室，展開為時一天的「肯納蜜蜜」蜂蜜裝填工作。剛開始相約一起去填裝蜂蜜時，兩人是約在肯納和平坊一起出發，但性急的妞妞等不及，沒多久她就決定直接殺到子修家裡接人。對妞妞來說，這是每星期最期待的日子，因為可以透過工作累積獎勵金、完成她旅行的夢想，當然是能快快累積最好囉！只是跟子修組成固定工作團隊後，她不能只顧自己衝衝衝的幹勁，也必須顧及子修的速度與感受。兩人小組就在這種既期待又糾結的心情下，相偕度過一週又一週。

妞妞是家裡的老么，子修是老大，但在肯納大家庭裡，妞妞變成姊姊，子修成了弟弟，他們都很珍惜彼此。這種珍惜，也讓妞妞願意一次又一次按捺住急性子，放慢自己的速度，找到彼此都舒服的節奏。完成一天的作業後，妞妞會再把子修安全送到家、開開心心和子修一家人吃晚餐後，自己再搭車回家。

即使同屬肯納部落，每個肯納星星王子、公主都有差異性，只有透過共事與共居，才能觀察出他們是否能成為最佳拍檔。妞妞跟子修就是這樣被意外發現的跨障別好搭檔。引領子修的過程讓妞妞超有成就感；對子修爸媽來說，有妞妞作伴令人放心，子修也能在小作所的作息之外，享受每週一天不一樣的行程。

「端午節快到了，請大家多多訂購我們的禮盒；我們的蜂蜜很純，是我和妞妞姊姊分裝的……」子修總會利用每週二下午肯納元氣棧的按鐘音樂表演時段，向特地來捧場的來賓推銷各式肯納禮盒。雖然口條不甚流暢，但是閃著光芒的眼睛流露著誠懇，讓人不忍拒絕。節慶前夕，有了超級銷售員子修的真誠促銷，蜂蜜禮盒總是特別熱賣。

在可預期的將來，當肯納莊園、社福園區完工後，肯納青年和家人可以在園區裡經營一家家小店舖，既能供應社區住戶所需，也可讓外來訪客採購。為了開一間理想中的蜂蜜專賣小舖，妞妞跟子修老早就開始預做練習了。

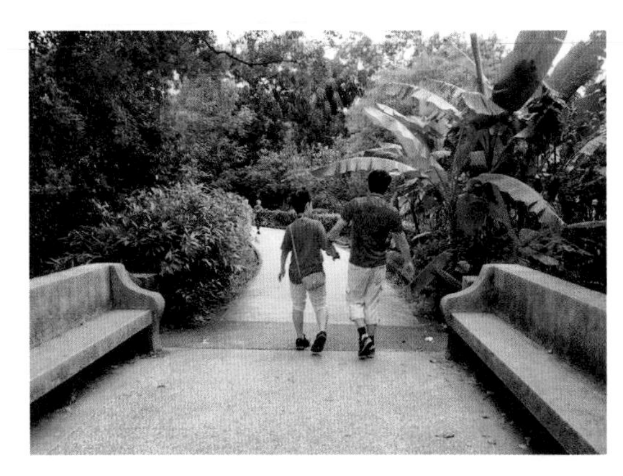

子修（右）和妞妞（左）是一起製作「肯納蜜蜜」的好夥伴。

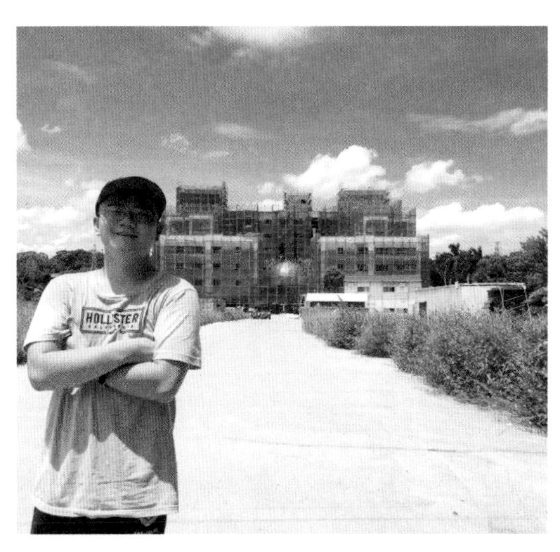

總是在督促莊園是否建成的子修，已經等不及住進新家囉！

肯納護照——為星兒的生命軌跡留註記

「肯納莊園」這項計畫讓家長心動的，除了「雙老住宅」與「社福設施」的並存，還有肯納兒專屬的「雲端版肯納護照」及延伸的照顧服務。肯納護照形同每位肯納症者的生命履歷，裡頭除了記載肯納症者的就養、就業及就醫的相關資料，還包括當事人的愛好、禁忌、生平之中最好與最糟糕的經驗，因此無論誰來接手照顧工作，都能從中得到重要的參考資料，家長也無須一再重複填寫或告知，也不必擔心因為遺漏而造成不必要的困擾。雲端版的肯納護照可視為莊園住戶的專有產品，在開發過程中，已經提供未來會進住的住戶們優先試用，並針對回饋立即修正、調整，以滿足個別照顧需求。

肯納護照的特色是因應數位化環境的發展，並借助雲端服務與運算，強調相關人員（Anyone）可以在不同的時地（Anytime / Anywhere）以線上方式進行資料存取，運用視覺化的圖象溝通，讓照顧者迅速獲得必要的訊息，以進行合宜的對策回應。譬如：護照使用者連續有異常指數的表現時，系統資料便會主動顯示這項變化，提醒照顧者；另外，考量機構業務或照顧環境的不斷變動，肯納護照的建置以業務流程的自動化更新為規劃原則，回應對照顧需求與不斷創新的期待。

肯納故事迴廊與各種多元的活動

肯納體系的發展歷程就是各個肯納家庭獨特故事的集合體，因此在莊園的社福園區中特別規劃了「故事迴廊」，讓參訪者了解打造肯納莊園的歷程、故事及印記。社福園區並將設置創藝工坊或手作體驗區，讓參訪者以親手製作的方式，進一步體會肯納青年如何學習工作技能，享受自行製作的成果。

在莊園建造的階段，肯納園社會企業已陸續和桃園、新竹等鄰近地區的友善店家、餐廳及青農與工坊等發展公益連結，除了因應現階段莊園親子活動之需，未來也發展與周邊及各界的合作邀約，把肯納式的體驗規劃延伸到鄰近地區，譬如結合新竹關西的牛耕米，設計成農村 DIY 及客家美食的體驗，而肯納家庭也已經親身體驗過這項活動、達到親子盡歡了！另外，肯納莊園一日行程的輕旅行、園藝及農藝的 DIY 活動等都在發展中。如此一來，肯納園區提供的各項體驗活動可望成為來訪者難忘的回憶，同時也是肯納園社會企業獨具特色的體驗式經濟產品。

小作所產品的超級行銷員

肯納園社會企業的另一個任務，則是將六個小作所的產品及禮盒做出更好的搭配與推廣。以往考量到學員的能力和速度，小作所的產品一直以休閒食品、咖啡飲品、節慶及婚禮禮盒與手工餅乾為主，絕大多數都是教保老師帶著學員們親自製作，另有少量品項是與信譽可靠的企業廠商聯合品牌合作。

從花蓮肯納園時期開始，外界訂單的開發主要落在董事長彭玉燕的身上，隨著肯納基金會漸漸為人所知，訂單雖已由社會大眾直接透過網路下訂，然而商品企劃及市場開發仍有提升的空間。肯納園社會企業團隊一直努力加強行銷，希望開創出具肯納主題或特色的多元產品。

為肯納農場產品延伸拓點

園藝、農作能舒緩壓力、釋放情緒，肯納青年們早已經從中獲得明顯助益。為了把雙老住宅的施工期轉換為住戶的適應調整期，幾位莊園家長先行發起創設肯納農場。住戶們可以到農場育苗、採收，同時可以親見莊園的施工進度，還能讓肯納青年慢慢熟悉周邊環境。負責農場營運的沈麗盡表示，以農場現有的規模，

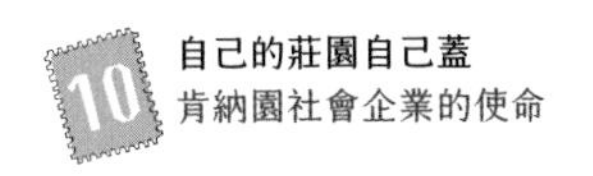

還可以有更高產能，通過有機認證的優質蔬菜也可以有更好的售價；至於如何在提高產量的同時持續開拓市場，形成產銷的良性循環，正是社會企業期盼可以鼎助農場一臂之力的地方。

農場曾經透過基金會引介，受邀到萬芳醫院銷售蔬菜，反應良好；隨後透過肯納園社企的連結，讓原本一次性的活動成為持續性的團購定點，這就是社企與農場合作的起始。未來，希望能繼續開發更多類似萬芳醫院這樣從「預購取菜點」（由於疫情，本項工作先行暫停）轉為長期性銷售的據點。此外，為了協助農場串接數位或科技服務、追求質與量的發展，並在未來走向肯納科技農業，肯納社企現正努力將現有的有機農場部分場域發展成生態實驗農場，形成生產、生態及生活三生的連接。

開發「自然、健康、安全」的主題產品

肯納園社會企業除了整合各個小作所的產品來拓銷外，也持續開發與莊園相關或健康身心靈生活的主題性產品與服務或體驗。開發的原則，最基本是以供應肯納家庭使用為前提，再擴展到相關其他身心障礙族群及社會大眾，一切產品均須

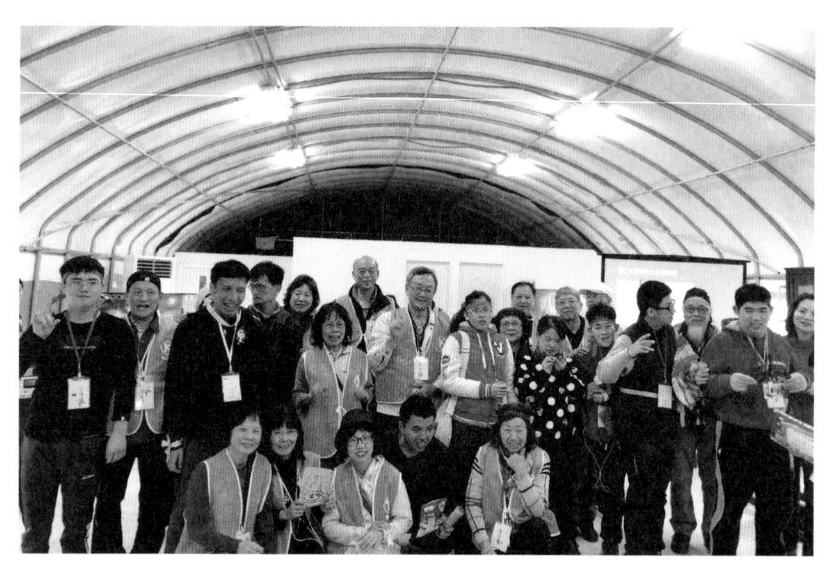

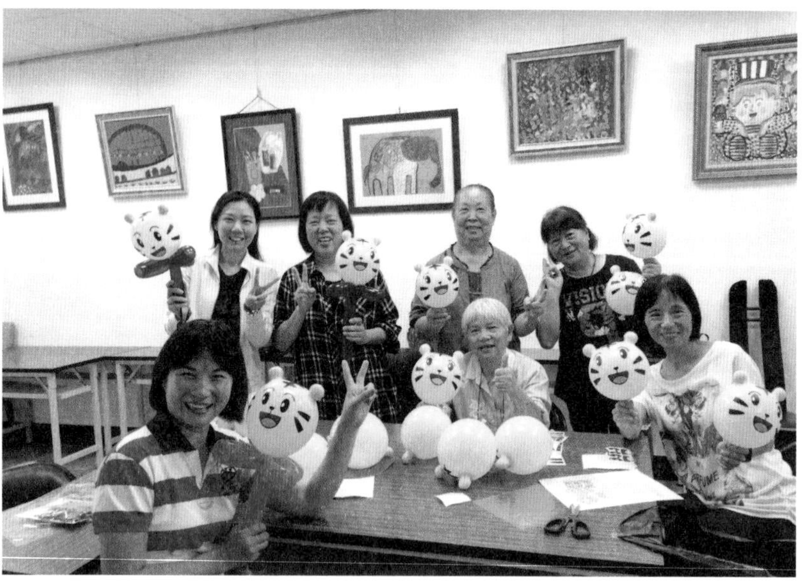

來自各行各業的友愛志工們。

符合「自然、健康、安全」的條件。

社會企業將以莊園為基地建置公益服務平臺，與各界展開創新合作計畫，同樣強調「自然、健康、安全」，開發出更多既能讓肯納青年親自操作、也為基金會帶來穩定收入的營運模式。畢竟基金會仍必須靠勸募來補足經費缺口，若能透過公益服務平臺與相關商品的開發，就有機會另闢財源。

整合人力，開發多元志工

社會企業還有一項重要工作，那就是在舉辦活動的同時串聯農場志工團隊、莊園周邊的行業與照顧服務的資源，讓原本只有家長自發組成的志工社群，得以向外擴展，號召來自各行各業、關心肯納的社會人士，成為志工生力軍。有一批原本和肯納族群非親非故的志工夥伴，已經支援肯納農園多年。這批在學生時代因服務而結緣的老友，在半退休的階段再次重逢，大家都有意讓志工服務重新成為退休生涯的亮點。他們是肯納園社會企業的好夥伴，也有意願隨著肯納莊園社福園區的推展，繼續發揮熱血的志工魂。

親子雙老家園不是概念，而是矗立在眼前的真實

在這條建立親子共老家園的道路上，前仆後繼地，留下許多人的足跡。先是一群肯納兒的家長，他們經過二十五年以上的堅持以及奮戰向前的決心，共創了附帶社福設施的肯納莊園。

但莊園的存續，光靠基金會、社會企業與莊園家長是不夠的。隨著服務面向越發具體，社會企業將透過有系統的組織，讓一些擁有各種能力的志工有更多發揮的空間。

肯納園社會企業更希望能廣結社會各界的力量、共同在臺灣打造出第一個友善的、多元的照顧服務，促成有愛無障的肯納雙老家園，成就出融合照顧服務，並讓這個夢想永續下去。

任何人，只要願意接觸了解，都有機會在與肯納族人的互動中，體會到「尊重差異、相互依存」，這是讓一個社會得以被稱之為文明、得以在幽微處顯現良善性的基石。

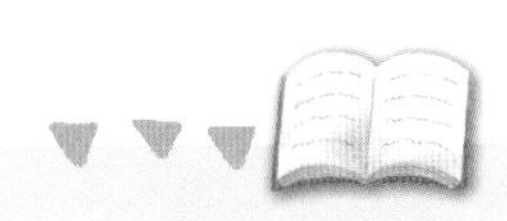

肯納補給站

K字母的藍色上衣

在每一次團聚的時刻，無論是迎賓、座談、開工、同遊、聚餐、賀年……大家總是不約而同地，穿上一件繡著小螞蟻和象徵肯納的K字母藍色上衣。

區區一件衣服，就帶有神奇的力量，那是一群人的彼此認同，代表著背後有自家人的肯定與接納，也提醒著「辛苦可以分擔，幸福可以共創」。

曾經，夢裡尋「它」千百回，不知它是何姓名？

原來，它的名字叫做：「歸屬感」。

天憐肯納父母心，當「肯納莊園」一層層往上蓋的時候，不僅標示著肯納家族的新局已然展開，也標示著「悲傷在這裡結束，幸福從這裡開始」。

附錄 1

肯納園大事記

1998年
花蓮肯納園購地及規劃。

2001年
花蓮肯納園啟用與試住。

2004年
成立財團法人肯納自閉症基金會（衛生署核定）。

2005年
雙月刊「肯納會訊」創刊號發行。

2006年

《肯納園，一個愛與夢想的故事》榮獲中國時報美好生活書獎。

「肯納園」商標名稱獲智慧財產局核發商標註冊證。

2008年

更名為財團法人台灣肯納自閉症基金會，並啟用「肯納樂活網」。

星語小站——首次招募肯納青年志工。

研擬肯納十年發展計畫。

2009年

「愛的環島」拼出肯納新希望。

2010年

獲衛福部財團法人評核之評選特優。

本會向財政部國有財產局北區辦理承租「臺北市北投區行義路 129 號」，肯納園主會所遷至此，並成立肯納樂活鼓樂團。

2011年

成立「肯納手創工坊」。

辦理「成年肯納家長準備與個人支持服務計畫」、「看見不一樣的夢想&愛與夢想——關懷肯納症公益畫展」展出八場。

2012年

辦理「成年肯納症暨心智障礙者肯納社區支持網絡建構計畫」。

通過申請承辦社區日間作業設施——行義坊。

向財政部國有財產局北區辦理承租「臺北市中正區和平西路二段6號」申請整建成立「肯納支持中心」。

2013年

獲衛福部衛生財團法人一〇二年評核特優。

辦理「肯納社區資源推動計畫」、主辦「音緣聚會」肯納音樂才藝表演會。

2014年

通過申請承辦社區日間作業設施——和平坊。

「肯納支持中心」暨肯納實習商店「肯納元氣棧」開幕。

「肯納娃娃」正式註冊為肯納商標。

「肯納幸福棗」正式註冊為肯納商標。

2015年

成立肯納園社會企業股份有限公司。

通過申請承辦社區日間作業設施——板橋小作所。

於臺北捷運中山藝文廊辦理「二〇一五年肯納精選畫展」。

2016年

購置龍潭雙老莊園土地暨申請通過「肯納園籌建計畫」勸募活動。

2017年

通過申請承辦社區日間作業設施——新店小作所。

申請辦理「二〇一七肯納多元服務計畫」、「龍潭肯納園」籌建計畫勸募活動。

獲桃園市政府核發社福機構籌設許可。

建置肯納有機蔬菜農園、桃園鄭文燦市長蒞臨播種傳愛肯納莊園。

2018年

通過申請承辦社區日間作業設施——肯納信義工坊。

與資訊工業策進會合作肯納數位教學計畫。

臺北市社會局評鑑「肯納板橋小型作業所」結果：甲等。

臺北市社會局評鑑「肯納新店小型作業所」結果：甲等。

「龍潭肯納園」動土典禮、桃園市鄭文燦市長參訪肯納莊園預定基地。

2019年

因應財團法人法施行，依據第六十七條，及衛生福利部一〇八年七月十七日衛部醫字第1081668980號函辦理修訂本會捐助章程全文。

承辦臺北市社會局委託經營「身心障礙者社區日間作業設施——鵬程工坊」更名為「健康工坊」。

與幸福永和社區發展協會合辦肯納歡慶十五周年感恩園遊會。

臺北市社會局評鑑「肯納信義小型作業所」結果：甲等。

元氣棧肯納青年實習方案入圍聯勸公益金質獎優良方案，並持續六年獲得聯勸贊助。

申請辦理「二〇一九肯納多元支持計畫」勸募活動通過。

申請辦理「一〇八年龍潭肯納園籌建計畫」勸募活動通過。

星語小站2.0落成、莊園肯納護照規劃與啟動建置。

2020年

設立登記財團法人台灣肯納自閉症基金會龍潭分事務所，於桃園市龍潭區佳安里文化路431-1號。

肯納基金會通過法人會計制度及誠信經營規範。

信義工坊遷址至「台北市松山區健康路 399 號 6 樓」，並更名為「健康工坊」。

肯納莊園親子住宅上樑。

肯納莊園社福園區大樓動土典禮、桃園市鄭文燦市長親臨主持。

2021 年

啟動莊園住宅進駐作業。

附錄 2

自閉症迷思大破解

Q 自閉症是遺傳所致？

A 自閉症是一種先天腦部受損傷而引起的發展障礙，起因於不明原因的腦傷所導致的「廣泛性發展障礙」，目前醫界多認為與遺傳，或母親懷孕時受病毒感染、早產、難產、新生兒腦傷，以及嬰兒期因腦炎等疾病造成腦部傷害，或早期經歷了特殊重大的心理創傷事件等有關。

Q 自閉症可以治療好嗎？長大就會好？

A 自閉症的治療以特殊教育訓練為主，精神藥物治療為輔，但無法完全獲得治療。「早期發現，早期療育」可以盡早補足自閉症病童先天學習能力的缺陷，減少其不適應、破壞性行為的出現，並使其潛能得以充份發揮，甚至能自立地工作生活。

Q 自閉症會傳染嗎？

A 絕對不會！

自閉症係中樞神經系統受損所引發的普遍性發展障礙，常伴隨有智障、癲癇、過動、退縮以及情緒等障礙。

Q 家長漠不關心的養育方法，會導致孩子患有自閉症嗎？

A 家長的養育態度不會導致自閉症，但父母參與治療介入、以改變孩子的行為，將對改善家庭關係有很大的幫助。

Q 自閉症者是自願性完全封閉自我嗎？為什麼會給人很自我封閉的印象？

A 自閉症者經常是獨來獨往，看似活在自己的天地中的原因，是因為他們缺乏學習認識自己及他人的關係，才會表現出不理人、不看人、對人缺少反應等情況；他們在遊戲時也無法瞭解遊戲規則，尤其是假想或社交模仿的遊戲，常常跟不上，故他們從小無法和小朋友一起玩耍，乃非自願性搞自閉。

Q 不愛說話就是自閉症嗎？

A 約有二分之一的自閉症兒童沒有溝通性語言，他們是「沒有說話能力」而不是「不愛說話」，而有語言的自閉症兒童也常有發音錯誤、不瞭解語言的意義、答非所問、聲調缺乏變化，以及鸚鵡似的模仿語言。少數會出現語言過多的現象，但往往是以自我為中心的單向交流，重複刻板、內容單調，不能如常人一樣持續對話。

Q 自閉症是精神病嗎？

A 常見自閉症者因喃喃自語，常被誤認為是瘋言瘋語。這是「延宕迴複語」也就是重複原說話者或是電視電影的片段內容。自閉症不是精神病，國際精神疾病診斷準則（DSM, Diagnostic and Statistical

Manual）將之歸類為神經發展障礙。

Q 自閉症者記憶力過人？自閉症都是天才？

A 大多數人會誤以為自閉兒是天才，比如數學力、繪畫能力、音樂能力會有超常能力等，但並不是所有的自閉症患者都是天才，據統計天賦異稟者只占自閉症患者的一〇～二〇%，而具有「特殊能力」的自閉症患者是因為他們對有興趣的物件有異常的注意力所致。

Q 肯納自閉症者是不是智能不足？

A 大部分的自閉症患者伴隨著智能不足。若是重度智能不足者，也常有輕微的合併自閉症；但自閉症兒童仍有智能正常甚至是資優的。

Q 肯納症者的行為粗魯、眞沒禮貌？

A 肯納症者總是在等候排隊時生氣，因為對肯納自閉症者來說，「要排隊、不能插隊」是無法理解的社會抽象規範，而且他們沒有辦法在複雜的環境中應變，所以他們不是故意選擇發脾氣。有時因他們不會口語表達而可能會出現手掌或手指拍打、絞扭，或複雜的全身動作，如搖晃身體、尖叫等行為。

Q 自閉症患者很固執，是家教不好所致？

A 自閉症並非因父母的養育態度所致。自閉症者對於自己的習慣相當堅持，若將其固定之事物更換，會使他們感到不舒服，加上大多數肯納者（自閉症的一種）感官知覺是失調的，不能適應外在的環境刺激、更無法將學校或家裡所學類化到各種情境中。

Q 自閉症患者不會笑，沒有感情，不會和別人建立感情和友誼？

A 病情較重的自閉症者無法體會別人的情緒，也不能表達自己的情感，因此缺乏同情心，也不會分擔憂愁喜樂。有的自閉症孩子臉部缺乏表情變化及社會化溝通動作，如：握手、微笑。但絕大多數自閉症者可以和其他人建立很好的感情。

Q 自閉症者沒幽默感？

A 自閉症者懂的字彙有限，因此理解與類化能力不足，較難明白問題、複雜指示、笑話和含有諷刺、雙關語的話語；比如對他們說：「穿這樣出門太冷了」對肯納者太抽象，可能改說「不要穿短褲，改穿長褲」會比較具體。

Q 高功能自閉者都很白目，並且對社會有危害性？

A 高功能自閉（亞斯伯格）者的直率純真會表現在人際上，因此社交上常常得罪他人，但他們會非常遵守規章制度，而且渴望別人的接納與認可，是很好的公民。

附錄3

感謝

文字協作

肯納家長——柯菲蘭、吳美娥、陳金燕、尤善芬／肯納基金會——執行長張素媚、社工主任周嘉瑜、行義坊許芬芳、和平坊蔡微芳、板橋坊黃俞榕／肯納園社會企業——總經理張維華

柯菲蘭的文字出現在

第四章〈青春洋溢的小作所〉肯納症者的「太厲害」與「不厲害」／第五章〈肯納莊園不是烏托邦〉肯納部落宣言、家長集氣打造肯納兒「全生照顧」奇蹟／第七章〈凱風媽（菲蘭）的獨白〉／第八章〈對肯納雙老家園的十個好奇〉／第九章〈從「星語小站2.0」再出發〉引言、願為「最適切的生活方式」匍匐前進／第十章〈自己的莊園自己蓋〉K字母的藍色上衣

吳美娥的文字出現在

第三章〈歡迎光臨，肯納元氣棧！〉為元氣棧升溫的子修媽媽／第六章〈團結力量大〉引言「媽媽我有未來嗎？」

陳金燕的文字出現在

第六章〈團結力量大〉就算戶頭只剩一萬元也不怕：陳金燕夫婦

尤善芬的文字出現在

第九章〈從「星語小站2.0」再出發〉家長參與決策小組，為打造肯納莊園把關

資料提供

肯納基金會、肯納園社會企業

附錄 4

圖片來源

封面：柯曉東攝。

P14、15插圖：吉爾繪。圖片：肯納基金會提供。

Part 1

P50、51、57（上、下圖）、58、59、65、67（上、下圖）、68、70、73、77、79（左圖）、80、84、85、87（上、下圖）、88（上、下圖）、94（上、下圖）、97（左、右圖）、99、100、102（左、右圖）、106、109、115（上、下圖）、116、118、119、122（上、下圖）、125、127（上、下圖）、129（上、下圖）、131、133（左、右圖）、145（左、右圖）：肯納基金會提供。

P79右圖：柯曉東攝。

Part 2

P156、157、163、168、169、171、173（左、右圖）、175、183（上、下圖）：肯納基金會提供。

Part 3

P218、219、221、222（上、下圖）、227、239、243（上、下圖）、255（上、下圖）、260（上、下圖）：肯納基金會提供。

P224、225、247、252（上、下圖）：何曰昌攝。

P250：李宜芝繪。

附錄 5

延伸閱讀

- 《陪伴我家星星兒：一趟四十年的心靈之旅》（2013），蔡張美玲、蔡逸周，心靈工坊。
- 《依然真摯與忠誠：談成人亞斯伯格症與自閉症》（2014），簡意玲，心靈工坊。
- 《星星小孩，擁抱陽光：幫助自閉兒快樂成長》（2013），蔡文哲，心靈工坊。
- 《我看世界的方法跟你不一樣：給自閉症家庭的實用指南》（2012），天寶，葛蘭汀（Temple Grandin），心靈工坊。
- 《星星的孩子：自閉天才的圖像思考》（2012），天寶，葛蘭汀（Temple Grandin），心靈工坊。
- 《我的筆衣罐：一個肯納青年的繪畫課》（2009），劉俊余 圖畫、陳素秋 文字，心靈工坊。

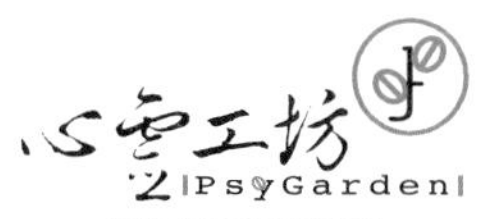

Caring 099

孩子，我要和你一起老去：打造愛與夢想的肯納莊園

Dear My Children, Let Us Grow Old Together

財團法人台灣肯納自閉症基金會、張瓊齡——著

肯納園社會企業股份有限公司 KANNER VILLAGE SOCIAL ENTERPRISE——贊助出版

出版者—心靈工坊文化事業股份有限公司

發行人—王浩威　總編輯—王桂花

責任編輯—黃心宜、饒美君

封面設計—Ancy PI　內頁排版—陳俐君

通訊地址—10684 台北市大安區信義路四段 53 巷 8 號 2 樓

郵政劃撥—19546215　戶名—心靈工坊文化事業股份有限公司

電話—(02) 2702-9186　傳真—(02) 2702-9286

Email—service@psygarden.com.tw　網址—www.psygarden.com.tw

製版・印刷—中茂分色製版印刷股份有限公司

總經銷—大和書報圖書股份有限公司

電話—(02) 8990-2588　傳真—(02) 2290-1658

通訊地址—248 新北市新莊區五工五路二號

初版一刷—2021 年 6 月　ISBN—978-986-357-197-1　定價—420 元

國家圖書館出版品預行編目資料

孩子，我要和你一起老去：打造愛與夢想的肯納莊園 / 財團法人台灣肯納自閉症基金會，張瓊齡著 . -- 初版 . -- 臺北市：心靈工坊文化事業股份有限公司 , 2021.6
280 面 ;14.8×21 公分
ISBN 978-986-357-197-1（平裝）

1. 自閉症 2. 特殊教育

415.988　　109018085